《中医非物质文化遗产临床经典读本》

第一辑

泰定养生主论

（第二版）

元·王　珪◎著

程志立　宋白杨◎校注

中国健康传媒集团
中国医药科技出版社

图书在版编目（CIP）数据

泰定养生主论 / （元）王珪著；程志立，宋白杨校注 . —2 版 . —北京：中国医药科技出版社，2019.7

（中医非物质文化遗产临床经典读本）

ISBN 978-7-5214-0874-4

Ⅰ.①泰… Ⅱ.①王… ②程… ③宋… Ⅲ.①养生（中医）—中国—元代 Ⅳ.① R212

中国版本图书馆 CIP 数据核字（2019）第 037818 号

美术编辑 陈君杞
版式设计 也 在

出版 **中国健康传媒集团** | 中国医药科技出版社
地址 北京市海淀区文慧园北路甲 22 号
邮编 100082
电话 发行：010 - 62227427 邮购：010 - 62236938
网址 www.cmstp.com
规格 880 × 1230mm $\frac{1}{32}$
印张 6 $\frac{3}{8}$
字数 135 千字
初版 2011 年 12 月第 1 版
版次 2019 年 7 月第 2 版
印次 2019 年 7 月第 1 次印刷
印刷 三河市腾飞印务有限公司
经销 全国各地新华书店
书号 ISBN 978-7-5214-0874-4
定价 **28.00 元**

获取新书信息、投稿、为图书纠错，请扫码联系我们。

《泰定养生主论》全书共分 16 卷，大体可以分为四大部分内容。第一部分包括第一卷和第二卷，主要论述养生以养心为贵，分别论述婚合、孕育、婴幼、童壮、衰老等阶段养生的要点和节宣宜忌。第二部分包括第三卷到第七卷的内容，主要是对医患关系和中医辨证论治的理论阐述，分别论述运气、标本、阴阳、虚实、脉病证治等养生去病之法。第三部分包括第八卷到第十三卷的内容，主要是类方对证，分别从婚合、孕育、婴幼、童壮、衰老、伤寒、五运六气、民病证治等方面一一备述对症方药与用法。第四部分包括第十四卷到第十六卷的内容，主要是作者的医学研究成果礞石滚痰丸、杂治活法等临床心得和历用得效方药辑录。最后，作者抄录明训两篇，自撰心得一篇，"以为闲邪存诚之要"。

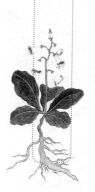

内容提要

《中医非物质文化遗产临床经典读本》

编 委 会

学术顾问（按姓氏笔画排序）

马继兴　王永炎　王新陆　邓铁涛　史常永

朱良春　李今庸　何　任　余瀛鳌　张伯礼

张灿玾　周仲瑛　郭子光　路志正

名誉主编　王文章

总 主 编　柳长华　吴少祯

编　　委（按姓氏笔画排序）

丁　侃	于　恒	于　雷	王　玉	王　平
王　体	王　敏	王宏利	王雅丽	孔长征
艾青华	古求知	申玮红	田思胜	田翠时
成　莉	吕文瑞	朱定华	刘　洋	刘光华
刘燕君	孙洪生	李　刚	李　君	李玉清
李禾薇	李永民	李仲平	李怀之	李海波
李超霞	杨　洁	步瑞兰	吴晓川	何　永
谷建军	宋白杨	张文平	张永鹏	张芳芳
张丽君	张秀琴	张春晖	陈　婷	陈雪梅
郅东梅	范志霞	国　华	罗　琼	金芬芳
周　琦	柳　璇	侯如艳	贾清华	顾　漫
郭　华	郭新宇	曹　瑛	曹金虎	黄　娟
谢静文	靳国印	翟春涛	穆俊霞	

出版者的话

  中国从有文献可考的夏、商、周三代，就进入了文明的时代。中国人认为自己是炎黄的子孙，若以此推算，中国的文明史可以追溯到五千年前。中华民族崇尚自然，形成了"天人合一"的信仰，中医学就是在这种信仰的基础上产生的一种传统医学。

  中医的起源可以追溯到炎帝、黄帝时期，根据考古、文献记载和传说，炎帝神农氏发明了用药物治病，黄帝轩辕氏创造脏腑经脉知识，炎帝和黄帝不仅是中华民族的始祖，也是中医的缔造者。

  大约在公元前1600年，商代的伊尹发明了用"汤液"治病，即根据不同的证候把药物组合在一起治疗疾病，后世称这种"汤液"为"方剂"，这种治病方法一直延续到现在。由此可见，中华民族早在3700多年前就发明了把各种药物组合为"方剂"治疗疾病，实在令人惊叹！商代的彭祖用养生的方法防治疾病，中国人重视养生的传统至今深入民心。根据西汉司马迁《史记》的记载，春秋战国时期的秦越人扁鹊善于诊脉和针灸，西汉仓公淳于意善于辨证施治。这些世代传承积累的医药知识，到了西汉时期已蔚为大观。汉文帝下诏命刘向等一批学者整理全国的图书，整理后的图书分为六大类，即六艺、诸子、诗赋、兵书、术数、方技，方技即医学。刘向等校书，前后历时27年，是对中国历史文献最为壮观的结集、整理、研究，真正起到了上对古人、下对子孙后代的承前启后的作用。后之学者，欲考中国学术的源流，可以此为纲鉴。

这些记载各种医学知识的医籍，传之后世，被遵为经典。医经中的《黄帝内经》，记述了生命、疾病、诊疗、药物、针灸、养生的原理，是中医学理论体系形成的标志。这部著作流传了2000多年，到现在，仍被视为学习中医的必读之书，且早在公元7世纪，就传播到了周边一些国家和地区，近代以来，更是被翻译成多种语言，在世界许多国家广泛传播。

经方医籍中记载了大量以方治病和药物的知识，其中有《汤液经法》一书，相传是伊尹所作。东汉时期，人们把用药的知识编纂为一部著作，称《神农本草经》，其中记载了365种药物的药性、产地、采收、加工和主治等，是现代中药学的起源。中国历代政府重视对药物进行整理规范，著名的如唐代的《新修本草》、宋代的《证类本草》，到了明代，著名医学家李时珍历经30余年研究，编撰了《本草纲目》一书，在世界各国产生了广泛影响。

东汉时期的张仲景，对医经、经方进行总结，创造了"六经辨证"的理论方法，编撰了《伤寒杂病论》，成为中医临床学的奠基人，至今仍是指导中医临床的重要文献。这部著作早在公元700年左右就传到日本等国家和地区，一直受到重视。

西晋时期，皇甫谧将《素问》《针经》和《黄帝明堂经》进行整理，编纂了《针灸甲乙经》，系统地记录了针灸的理论与实践，成为学习针灸的经典必读之书，一直传承到现在。这部著作也被翻译成多种语言，在世界各地广泛传播。

中医学在数千年的发展历程中，创造积累了丰富的医学理论与实践经验，仅就文献而言，保存下来的中医古籍就有1万余种。中医学独特的思想与实践，在人类社会关注健康、重视保护文化多样性和非物质文化遗产的背景下，显现出更加旺盛的生命力。

中医药学与中华民族所有的知识一样，是"究天人之际"的学问，所以，中国的学者们信守着"究天人之际，通古今之变，成一家之言"的至理。《素问·著至教论篇》记载黄帝与雷公讨论医道说："而道，上知天文，下知地理，中知人事，可以长久。以教众庶，亦不疑殆。医道论篇，可传后世，可以为宝。"这段话道出了中医学的本质。中医是医道，医道是文化、是智慧，《黄帝内经》中记载的都是医道。医道是究天人之际的学问，天不变，道亦不变，故可以长久，可以传之后世，可以为万世之宝。

医道可以长久，在医道指导下的医疗实践，也可以长久。故《黄帝内经》中的诊法、刺法可以用，《伤寒论》《金匮要略》《备急千金要方》《外台秘要》的医方今天亦可以用，《神农本草经》《证类本草》《本草纲目》的药今天仍可以用。

或许要问，时间太久了，没有发展吗？不需要创新吗？其实，求新是中华民族一贯的追求。如《礼记·大学》说："苟日新，日日新，又日新。"清人钱大昕有一部书叫《十驾斋养新录》，他以咏芭蕉的诗句解释"养新"之义说："芭蕉心尽展新枝，新卷新心暗已随，愿学新心养新德，长随新叶起新知。"原来新知是"养"出来的。

中华民族"和实生物，同则不继"的思想智慧，与当今国际社会提出的保护和促进文化多样性、保护人类的非物质文化遗产的需求相呼应。世界卫生组织 2000 年发布的《传统医学研究和评价方法指导总则》中，将"传统医学"定义为"在维护健康以及预防、诊断、改善或治疗身心疾病方面使用的各种以不同文化所特有的理论、信仰和经验为基础的知识、技能和实践的总和"，点明了文化是传统医学的根基。习近平总书记深刻指出:"中医药学是中国古代科学的瑰宝,也是打开中华文明宝库的钥匙。"这套丛书的整理出版,也是为了打磨好中医药学这把钥匙,以期打开中华文明这个宝库。

希望这套书的再版,能够带您回归经典,重温中医智慧,获得启示,增添助力!

中国医药科技出版社
2019 年 6 月

校注说明

一、作者生平简介与成书背景

《泰定养生主论》作者王珪（1264~1354 年），是元代名医和著名养生家，字君璋(亦作均章)，号中阳老人，自称"丹房"和"逸人洞虚子"，人称"王隐君"，江苏常熟人，祖籍河南开封。

王珪生禀痰疾，自幼多病，周流四方，求学问医，精于养生，邃于医术，善于鼓琴，工于绘画。23 岁时（1286 年）因"材异"被征辟为辰州知府。王珪在辰州任上，"随身携带麒麟竭膏等常用方药，随时为人治病"。"虽道路遇病人，即便与人治之。"宦游行医期间，曾获得"驱疟汤"、"神妙紫金丸"、"驱邪散"、"地扁竹散"等诸多秘方。

38 岁时（1301 年），王珪隐居常熟虞山养亲，摒绝世累，一心事医。隐居期间"精心内观，反复思虑"，研制成功滚痰丸、豁痰汤、龙脑膏等方，自疗宿疾痰证大愈。后"渐为人所知，求其治病者日益增多"。1308 年，王珪筑室于虞山东南麓，名曰：中阳丹房。澄心观道，探究丹术，嗣后又实践辟谷之术。因见"其为枉病枉死，盲医瞎灸，莫知所由"。故于元泰定元年（1324 年）至泰定四年（1327 年），"峻绝人事，谩编成卷"，成书十六卷，因该书"始作于泰定改元，又庄子云'宇泰定者，发乎天光'，故命曰《泰定养生主论》。"

王珪一生医人无数，世人多以医生视之，反而忽略了他在养生丹术方面的研究和实践成果。如王珪自谓壮岁就已经"飞金津于肘后，炼玉液于丹田，未尝思想，皆出自然。"《泰定养生主论》段序又云："居环堵三十年，目瞳炯然，身不践廛间。"《常熟县志》谓王珪"精凝神养气之术，尤邃于医……晚辟谷。"《泰定养生主论》杨易跋谓王珪"慕丹术，尤邃于医……隐居所有柴关、丹灶、药栏之属"，说明他生前经常进行外丹烧炼或中医药物的炮制。可见王珪精通内外丹术，并有一定成就。但是，除了《泰定养生主论》外，王珪其他著述仅有《山居幽兴集》（一作《幽居感兴集》）刊行。他的《道德经注》《还原奥旨》《原道集》《四书道统》《返朴论》等著作均佚失不存。故其在养生"丹术"方面的成就无从考证，殊为可惜。

二、《泰定养生主论》的主要学术思想

《泰定养生主论》以《庄子》"宇泰定者，发乎天光"及《养生主》之旨立论，提出养生首以原心为发明之始。作者认为，"心为身中君主之官，神明出焉，以此养生则寿，没齿不殆。主不明，则道闭塞而不通，形乃大伤，以此养生则殃"。"养生之为道，莫大于此"。所以人应当首先行孝道，"用天之道，因地之利，谨身节用，以养父母"。其次应当"体认喜怒哀乐未发之先"，思而无邪，心不妄用，常存神明，则精充气住，四大轻安。

作者认为，养生除了克除私欲，发明本心外，婚合、孕育、婴幼、童壮、衰老等阶段都应加以调摄将养，宣摄避忌应当各有所重。"男子三十而婚，女子二十而嫁，故情满血盈，纯乎本始。是为父禀母受而有天命之初也，故孕育成人而安且寿""病蛾无能茧之蚕，破蕊无结实之果"，"未笄之女，天癸始至，已近男子，阴阳早泄，未完而伤，未实而动，是以交而不孕，孕而不育，育而不寿"。"不孝之罪，此莫大焉"。所以少年子女不可情逸志荡，行

2

淫无戒。女子妊娠后，应当与丈夫异寝，始终无犯，起居运动，不失其常，游目适怀，听诵经典，毋闻恶声，毋见恶事。而且在胎孕期间，切不可"告之以利害，恐之以异端，使其致期畏忍搐缩，开阖参差，而气血乖张"，而是与之漫谈，"绐之以容易，则使其妥帖无忧"。如是等等，方能胎壮母安，易产少病。

婴儿出生有识之初，就应该"诱其正性"，童蒙养正，否则"才有所偏则所闻不正，偏食至病，偏爱无尊，习以性成，戕贼患害，其出乎此"。及至渐渐长大，"幼稚初学，道字未真，须自《千文》、《蒙求》，调其句读。候其舌便语通，始可学《孝经》，令其熟知孝行。然后学《论语》，必试其日课，使其备晓纲常大体。外则师友教授，内则父兄训习，令其耳闻心解"。"盖幼稚无知，而善恶系乎有识之初。故正大先入其心者，他日纵有嚣猾狡狠，则亦畏首畏尾而回向之地矣"。反之，如果"不自本至末而学"，让孩子多读诗书，广闻博记，就以为儿能。就会导致孩子"善言不记，恶事染心"。聪明自负，无以为制。迟早会"精神错谬，不能自持"。一旦患病，则形神相离，五脏不调，诸病蜂起。"原其所自，则过在其亲"。

少壮之人，应当去就邪正。少者血气未定，戒之在色。"当观其血色强弱而抑扬之，察其禀性淳漓而权变之，则无旷夫怨女过时之瘵也"。及其壮者，血气方刚，戒之在斗。因为"胸中才有胜心，即自伤和"。所以少壮摄养之道，"凡事当先知心是吾之灵明主人，一切好欲欺侮凌夺肆态，皆是血气所使"。但于名利场中，得失任命，知止知足，如所谓素富贵则行乎富贵，素贫贱则行乎贫贱。"圆尔道，方尔德，平尔行，锐尔事"。即以技艺应世谋生，以仁义行事，道圆不执，德方不移，志无不在，则必有所得于心，有所据于事。"量其才能而负之荷之，以不流于物故谓之摄，以安其分故谓之养"。若才不逮而强思，力不胜而强举，花前月下，俯

3

仰伤怀，进退干禄，冲冒求荣，呼吸杂邪，停留宠辱，饮食异味，荏苒暴患，皆为过伤而致病。

岁及老迈，血气既衰，戒之在得。盖年老养生之道，贵在洗涤胸中忧结，名利不苟求，喜怒不妄发，声色不因循，滋味不耽嗜，神虑不邪思。无益之书莫读，不急之务莫劳，贫富安危，且据见定。年过六十，当闭固勿泄。凡肥盛强密者，或虽清瘦而素禀强实且有痰证者，自壮至老，衣食与药，并用疏爽，肉虽多不使胜食气。果宜枣柿藕，菜宜韭与萝藦。饮食饥时先进热物，然后并宜温凉及时，勿恣食黏滑烧炙煎煿辛辣燥热之味。清癯虚弱者，或肥而素禀滑泄虚寒易感者，自壮至老，衣服与药，皆宜温厚。性寒伤胃腥膻鲙炙生冷油腻之物，并宜少食。

作者指出，患者与医生应当各有心主，各安其分，方能"病者安养，医者安行，各祗乃事"。"正讹公论，则取其是，去其非"，"六气如医者之司属也，标本如事之先后也，阴阳如事之彼此也，虚实如事之可否也，诊脉乃医者之审委也。故百病所属之气如网之在纲，对病处方则如纲之于网而理明证定，治乃无误矣"。

《素问》节要叙论指出，岐黄之道与疗病技术，养生家不可不知。许多人不明此理，"及罹痾疢，则顿委于庸人之手，不亦悲乎"？所以养生君子"与其托兴于婉辞绮语之间，游戏于翰墨博弈之事"，不如留心医道，远取诸物，近取诸身，博览群书，约归于理。精思熟察，慈应广惠，为广大老百姓却疾疗病，"普施群灵，不亦大丈夫乎"！

《论病家》指出，人为"血肉之躯，安得无病"？而人之有病乃是因为人之情欲过甚，然而"及其病也，嗜好不能廖其疾，情虑不能使其安，故当迁善改过，息业返神，则药饵易效，重病即轻而轻病即愈也"。但是，"暴病不可荏苒，沉痾不可速廖。欲速则更医必骤，医众其论必繁。"大多数的病患者心情迫切，往往

4

"荐医者多而进者杂"，主病之人去取不明，则"明明易治之病，翻成不救之危"。故"有病用医，切不可令真伪一处，药味中间，防有差迭"。

《论医家》指出，"医者之学，艺兼九流，其学岂有穷极哉"！古人云"医不三世，勿服其药"。盖言医者必须博览群书，熟读伏羲神农黄帝之书，而非三世为医也。故医者"不可恃为家学而守死寡闻"。要贯穿该博，深涵厚蓄，得鱼忘荃，得意忘象，明诸理而学医，明诸心而行医，则可以少犯错误。另一方面，医者乃"人之司命，任大责重之职也"。所以不应该作为谋利的手段，因为医生"一怀利心则进退惑乱也"。所以医生攘夺荣利，乘急取财，则甚于盗贼、不若盗贼。故应当"学而思之，安而行之，天爵厚薄，甘吾分而自然足矣"。

《正讹》指出，人与天地之关系，具体而微。"吾身之天地，与其天地义同而体异乎？是以善摄生者，吾之天地阴阳无怼，则荣卫周密。而六淫无自入也。不善摄生者，六淫之邪相侵，而医药之道作矣"。近世好事者，不明天人。例谓盛夏阴气在内，不用寒凉。而不知"盖人之血气，本无寒暑，因天地之寒暑，而为舒荣闭塞也"。故"伤寒家邪气入脏，则虽盛夏，必用硝黄矣"。其余诸多纠谬补偏之论，通用百病之理，临证效验之方，礞石滚痰之说，杂治活法经验等等在此不多赘述。惟其古训自省之文，通乎养生之道而不可忽忽掩略。如《毗陵石刻刘漫塘先生尊天敬神文》总谓，人之有病，始于不谨摄养，终于惑信而妄投医药，故病势危变，已知大化将往者，"当忍苦含悲，听其委蜕"。其文指出，人之成病，或因寒暑所侵，或因饱暖太过，或起居无节，或喜怒失中，或醉而乘风，皆因自召。如果能在感受之初，"澄清厥念，择医必审，用药必精"，幼小乳哺时，长上侍奉惟谨。所恶勿置，所嗜必宜，同居相敬。"身虽忙而涤濯洒扫不异平居，心虽忧而衣服

5

饮食不愆常度。如此则真气还而何恙不已，内志正而何邪可干"。生不苟生，才能死不苟死，"生而得其所，死而得其所，则养生之道毕矣"。

又如《自省一篇·原术》指出，忠于事者谓之尽心，尽心然后知性，知性则学之至而能更证圣人。故善养生者，持本运末而精神不竭。不善养生者，汲汲于末而穿凿人我，不知息心求本，"方谓有得于机谋意智，殊不知智水能流不能平，意土能信不能诚，机谋能纬不能经"，结果主不明则"形乃大伤"，"百骸委于上坏，魂识累于幽冥"。其文指出，性为天道，不可形容，当觉之以孝弟，示之以礼乐，以纲常为本，以六艺为末，先道德，后仁义，致虚静，法自然，清静无为，真空妙有，万行庄严，本末互施，"如水火之相济，而燥湿无偏也，然后各务所从，而不失心性之体用。"故自本而末，方为养生大道。

三、《泰定养生主论》的流传情况及对后世的影响

《泰定养生主论》于元泰定元年（1324 年）至泰定四年（1327 年）成书，共十六卷，1338 年始得刊行，原版今佚，现有明正德六年（1511 年）重刻本，藏于北京、上海等地图书馆。另有清代影印手抄本两部。该书自明代后未能再版，现已成孤本。

重刻《泰定养生主论》由明代进士冒鸾刻印刊行。冒鸾字东皋，曾任闽藩少参，累官兵部正郎，雅好医术而笃于奉亲。重刻底本原为冒鸾族亲世医曹永寿（字伯龄）收藏，及冒鸾阅之，"果有益"，遂发心付梓刊行，因"心爱之不能舍，辄令门下士录誊，珍袭出入与俱"。后入京为官，屡刻未果，达人高士皆谓是书当传，因无暇考误而搁浅。及至拜参闽议，寓浙期间，开化儒医徐繁申之以序，其侄徐瑾（字锦衣）请校卒成。后归守建中，吏部进士杨易（字乾叔）请养于家，与其兄陶园（字恒叔）参讨改写数月，缮写成书。其后冒鸾托福莆都宪谢约庵季子谢廷最（雅知医）潜心数月校核，

谢谓"此为济世之宝",虽有留疑,亦当传之。遂在建阳授孙令佐刻之,义民刘洪期"再阅月而迄工"。同年东沂陈德卿,"乃欲予职事之暇,删其繁杂,成一家言,用补寿域",从而最终成书流传。

王珪自序谓,《泰定养生主论》"泄二教之机奥,引九流之绪余",本冀"人人知晓",使世人"于一切据方用药之时,知有所主之心耳"。所以融合了儒道释三教养生思想。该书最大的贡献在于创立了痰证学说,系统阐述了痰病证治理论,对痰病的病因、病机、症状、诊断、治疗和预后等等均有详细论述,可谓始开痰病治疗之先河。尤其是王珪自制的"礞石滚痰丸",应用范围十分广泛,而且疗效卓著,"渐为人所知,故求治者众……每岁愈疾常十有余证。十数年间得大效者动以万计,其余泛泛廖疾则不可胜数矣。今将三十载,官员将带游宦至于异方殊域,皆知其名"。是故礞石滚痰丸为历代医家所推崇,金元四大家之一的朱震亨就曾十分推崇王珪,并用滚痰丸治疗痰火遗精等病。如《丹溪心法》谓:"王隐君云:痰清白者为寒,黄而浊者为热……又清白者气味淡,日久渐成恶味,酸辣腥臊焦苦不一。"《丹溪医案》云:"一人梦遗白浊……先用滚痰丸下之……而遗浊皆止"。礞石滚痰丸至今在临床上沿用不衰,故收入《中华人民共和国药典》)。

从清代手抄影印本的批注反映可知,《泰定养生主论》的影响不仅遍及国内,而且远及海外,在日本医家中亦有所流传。

四、点校整理的现实意义

《泰定养生主论》旨在"欲人人共晓"一个道理,即:人生于天而养于天,天不能司其养而主于人心,故养生贵在养心,心主神明则天与人应,泰定因天光,主明则下安,养生而有主,所主即人心。所以作者谓"道旁逢一人,性命将沦委,子若欲救之,急须与道理"。生我者天而养生者我,"非敢固望人人共为枯槁幽栖,然后尽善,但于一切据方用药之时,知有所主之心耳"。这对于今天养生大师辈出，养生书籍屡遭热议，而学人莫衷一是的情况下，将该书点校整理推向大众，可谓适得其时，于养生犹如指航明灯，歧路劳亭。

另一方面，作者在与人道理的同时，搜求辑录奇效必验之方，以便人人得之，仓卒乏医之处，不必查色按脉，但须问疾用药，"对证检方，按方施药，不必远秦楚之路，而良医在箧笥矣"。是故该书的校注整理推广，不仅有利于大众养生误区的纠正，而且有利于大众微恙小疾的自我治疗与日常保健，在今天中医药知识的普及活动中，无疑具有十分重要的现实意义。

今校注本取明正德六年冒鸾刻本为底本，以台湾新文丰出版公司影印刊行的台湾故宫博物院所藏日本天保六年影抄明正德四年刊本、清影印明正德六年刻本为主校本，采用本校、他校、理校等法校注。

原书为繁体字竖排本，无标点符号，今改为简化字横排本，并加标点符号。原文中表示文字位置的"右"、"左"，一律改为"上"、"下"。不影响文义理解者，一律不改。原文中的异体字、通假字、古今字、俗写字，常见者一律径改为通行的简化字，如"蚤"作"早"，"已"作"以"，"於"作"于"，"傍"作"旁"，"阙"作"缺"，"班"作"斑"等。原文为冷僻字而未经规范简化者，则保留原文不予校改。凡脱漏、衍文、错简等，均查据订正。凡此，不再注释说明。

因原书被明代东沂陈德卿"在闽视学"时"删其繁杂"，估计一些"怪力乱神"的内容均被删除，滚痰丸用药制法亦不详其情，所以原书目录与正文不一致者颇多，目录中详列条目者，正文内容多有缺如，故作相应改动和增删，凡据目录添加的正文条目，或据正文添加的目录条目，以及正文内容空泛而目录中仅单列条目，正文不宜单独列出而目录又继续保留者，一律以"*"号标示。故虽略有出入，但也可窥其大致。

8

需要说明的是，本书的校注还参考了褚玄仁校注，李顺保审订的以清影印明正德六年刻本为主校本，由学苑出版社 2003 年出版的《泰定养生主论》一书，在此表示感谢。

由于时间和水平所限，错讹之处难免，望乞同道指正！

校注者

2011 年 10 月

段　序

　　物生于天而养于天，然天不能司其养。非天不司养也，人为嗜欲所胜，声色之蛊，宠荣势利之徇，雨旸燠寒之触冒匽薄，情炎于中，形索于外，至是而养于天者，天始不能司。养于天者天不司，则其生于天者亦戕矣。圣人忧其戕也，而医道行焉。《内经》数万言，或防于未然，或救于已然，无非补天养也。后贤有作，敷畅演绎，而其书益汗牛充栋于世。洞虚王中阳，制行高，见道明，壮岁屏世累，隐吴之虞山，居环堵三十年，目瞳炯然，身不践廛间，著书若干卷，采庄周氏"宇泰定者，发乎天光"及"养生主"之语，题曰《泰定养生主论》。自婚孕幼壮以至于老期，节宣各有宜，顺者以安，违者以疾也。自运气、标本、脉症、方剂，以至病家之当务，医者之所存，罔不究极论列，派析缕分，其用心亦仁矣。呜呼！生者，人之至愿也，生我者天而养生者我也。知养生之在我，则知养生主之说，不知养之在我，恣情纵欲，迷而不返者，天且不能司，于是书也，何有？

至元后戊寅长至日，
从仕郎江浙等处行中书省照磨段天祐序

自 序

　　中阳立是清净幽居，将二十载，以静待动，备见正邪，其为枉病枉死，盲医瞎灸，莫知所由。故澄心适兴，信笔而书，或一日得数千言，或迤逦连月，不欲措一辞。中间论不避嫌，语其害生者，方不贵多，载其必效者。今年六月，峻绝人事，谩编成卷。一家之说，未能尽善，故泄二教之机奥，引九流之绪余，疏谬之辞，固不足取信于人，尽其在我，庶可杜门。然则是书之于世也，如邮亭之于岐路，而示人曰：此去则有虎狼出没，彼去则为驿程大道。征人感念曰：此蹊径也。憧憧往来者，莫非行役乎？彼大道也，行役几希，而我独进之耶。或者一旦遇害，则征人唯曰：命矣。夫彼之大道，又乌知其为果无狼虎乎？余故知世人之情，闻鹊声则众喜之，如有所得，殊不知鹊亦能噪凶。闻鸦声则众恶之，如有所失，殊不知鸦能使人避凶，而亦能报吉。故鸦纯吉而鹊半凶，而终不恶鹊，终不喜鸦。呜呼！凶乎？吉乎？喜乎？恶乎？事在于彼不在此，而鹊不得不噪，鸦不得不报，唯人自裁之。虽欲勿用养生，其舍诸故，首以原心为发明之始。次序婚合孕育，婴幼童壮衰老，宣摄避忌，以御未然之病。次论运气标本，阴阳虚实，脉病证治，以为全生去病之法。然后类方对证，以为规矩之用。备述痰证一条，以为方书补缺拾遗之式。更类杂治活法，常验之方，并无毫发苟简穿凿之妄。仓卒乏医之处，虽不能明脉，问疾用药，井井有条。外选《肘后》秘宝，诸家《备急》数门，续抄古今明训二道，自省一篇，以为闲邪存诚之要，用质高明。非敢固望人人共为枯槁幽栖，然后尽善，但于一切据方用药之时，知有所主之心耳。或曰：吉人之辞寡，而子之辞，无乃喋喋乎。余曰：吾闻《晋书》云，平蜀之后，其将问蜀士曰：孔明言句，何其琐碎？士曰：简辞惟圣，与圣则可。彼师旅之众，故当详喻。于是余之反复而言，正欲人人共晓之也。

始作于泰定改元，又《庄子》云：宇泰定者，发乎天光。故命曰《泰定养生主论》。《庄子》亦有《养生主》篇，养生而有主，则不惑于二三说也。

逸人洞虚子王中阳自序

重刻序

医，仁术也，其言五运六气，可以使民养生，而免札瘥夭折之患，先圣王赞助之一道也。君子仁天下，苟可利物者，为之弗怿，而独废于医乎？后世长民者，务深文惨刻，于医道漫不之省，是无意于民，不仁殆有甚焉。非用心至仁，如闽藩少参冒公者，其何能是耶！公维扬人也，少擢进士高第，累官兵部正郎，才名拔出乎同列，为上知眷，文学酝籍，考试南宫贡士知武举，皆著闻，而尤留意于医，凡诸方书，日事旁索而购致之。得《泰定养生主论》一编，盖出元人手也，匿民间久之。公既得，辄用搜猎，知其利于民，谋锓梓未果。是岁以公务留衢，颇以医相闻，遂缄属校理而序述以传。余家旧业医，自先君尚志翁，典科三世矣。余不类，早以易试于乡，累不偶。退而易业，以为不能行道济时，当医以利世，殚弊心神，究竟数载，仅窥门户，厥今耄矣，精力弗逮，重辱嘉命，紬而读之，细加参详，庶几有得。乃窃叹曰：公之一念，大造茂育之心也。医始于轩岐《内经》，历汉魏来，方书不传。近时立言，惟仲景、东垣、河间、丹溪四家最著，为《内经》羽翼，又其各畅一义，难备急用，孰若此编，兼总条贯，辨覈标本，著论则主乎《内经》，纂方则括乎四家，而又钩隐摘漏，以参错传益之，简而当，精而切，使穷乡下邑乏名医之所，人人得之。猝有恙者，对证检方，按方施药，不必远秦楚之路，而良医在箧笥矣。

无复病于仓卒不济者，利泽之仁，不亦博乎！夫公扬历滋久，寻且当路，以吾道砭剂群生，爬疮痏，起废病，而赖以全活者多矣，奚假此为。然而政施于一时，不能流百世。道济于所及，不能遍幽遐。是书果行，播千古之芳馨，周九垓于无外，所活而仁之者，未可逆数，其仁之大小远近，又何如耶！抑古人有言，治国如治病，况今天下之病久矣，凡为吏者，获公奇方以疗之，亦岂非公之仁哉。因忘固陋，僭弁数语，俾观者不待句检而先识此编之妙，与夫公之所存。

正德四年岁在己巳孟冬吉旦，
浙开化七十七翁损庵徐繁谨序

目　录

卷之一

养生主论

甚哉，坟素之书，以心为身中君主之官，神明出焉，以此养生则寿，没齿不殆。主不明，则道闭塞而不通，形乃大伤，以此养生则殃。故《庄子》有"养生主篇"。盖有心者必有身，故人我交相胜，而物欲蔽其明也。昔者太王之去国也，召其耆老而告之曰：君子不以其所以养人者害人。故逾梁山而居岐山之下。养生之为道，莫大于此。而身外琐琐，又何足以累吾之灵府哉。是则人心之病，如面不同，混厚之辞，难为通治。故述方内之道以正其心，方外之道以广其志，百氏之言以返其流，游谈之论以攻其蔽，或因激怒而愤悱，或因随喜而投机，使其各有所入，则庶不溺于常见也。试请论之。

夫一心万虑，其义有三：有天理，有人情，有五行。仁者梦松柏，义者梦金革，此五行之所役也。甚饥梦取，甚饱梦与，非人情之使然乎！夫天理者何？一言以蔽之曰：上帝临汝，毋贰尔心。故由仁义行，非行仁义也。不获已者，如达摩大师云：外息诸缘，内心无喘。庄子云：宇泰定者，发乎天光。故黄帝赤水求玄珠，非罔象无由得之。此道甚易，人自为难。从浅而言，唯息奔竞，黜聪明，涵智慧而已。是故余常有言曰：世人不必聪明，不必愚鲁。是必愚鲁者，下愚也，是必聪明者，上智也。其余察察，皆系祸福之门。故稽康从孙登三年，登未尝出一言。康欲辞去，登乃曰：子识火乎？火生而有光，而不用其光，果在于用光。人生而有才，而不用其才，果在于用才。故用光在乎得薪，所以保其耀。用才在乎识真，所以全其年。今子才多识寡，难乎免于今之世矣，子无求乎？康不能用，果遭非命，乃作《幽愤诗》曰：昔惭柳下，今愧孙登。如《庄子》寓言，祖习老列，证引孔颜，伪仁义而显仁义，出世间而居世间，固非明伦莅政之言，实出诸子百家之表。下学者窃其文华而为笔力，诵其汗漫而为高谈。中才以上者绅绎之，如人之美食美器，可以玩，可以味，能虚心，能实腹。上达者观之，则如程孔目击而已矣。故《太乙真人破迷歌》云：道旁逢一鱼，犹能掉红尾，子若欲救之，急须送于水。道旁逢一人，性命将沦委，子若欲救之，急须与道理《黄帝阴符经》云：上有神仙抱一之道，中有富国安民之法，下有强兵战胜之术。故以身为国，以心为君，精气为民，抱一守中，心不妄用。故精充气住，则如物阜民繁，然后阴虎阳龙，烹炼三尸而战退百邪，丹田有宝，四大轻安。修之不已，内功外行，乃证真仙。再历真空果位，无修可修，则与佛同体，故名万法之尊。心之灵妙，有若是者，上为三界诸天之祖，下为六道四生之源。然则何为然而霄壤之间乎？所谓天理也，人情也，五行也。五行人情交战于物欲之私者，小人也，故有刑灾异类之差。人情天理相与于显微之机者，君子也，故无宠辱若惊之患。若夫仰钻瞻忽之道，颜子心斋日至，孟子浩然难言，必也还源之士，超出乎理路之表者，强名曰佛，亦名大觉金仙，此非一曲之士之所知。

再请敷露。夫用天之道，因地之利，谨身节用，以养父母。此孔子已尝许为庶人之孝也。既孝矣，又何加焉。故当体认喜怒哀乐未发之先，毫发无间之地，此即心君之实相，号曰本来面目。以是了了，常知言之不可及，故神而明之，存乎其人。倘居上而骄，为下而乱，在丑而争，思无不邪，言必纵欲，窃仲尼之冠佩，掩盗拓之忍残，苟侥幸而免于刑戮，则于灾危昏梦之间，游魂为变之际，意光业镜，心事阎王，不待六审三推，自然依款承伏。故沉而为地狱饿鬼，从而为胎卵湿化。恶趣将尽，次第因缘，再托人身。而又私计人我，戕贼天真，报缘既尽，新业已成，复入轮回，备偿宿债，不失人身，则幸矣。余尝有诗曰："天地熔金作一炉，鼎钟盂鉴总由吾。他年要识方丸器，各自而今现造模。"其有志趣不凡者，因而步入道环，则朝市山林，空手把锄头，步行骑水牛，而游戏三昧也。

论婚合

盖闻人法天，天法道，道法自然。故自然生一气，一气生二仪，二仪生五行，五行生万汇。故知物无巨细，而自然在其中矣。上古之俗，淳淳全全，妙合自然。男子三十而婚，女子二十而嫁，故情满血盈，纯乎本始。是为父禀母受而有天命之初也，故孕育成人而安且寿。然而一岁之中，天运推移，地气顺布，其或土胜，则木复以救水而裸虫不育。人为裸虫之长，则安危成坏，无非自然也。反此而论道者，是诬造化也。

建平孝王无子，遂择良家未笄女人御，又无子，问澄曰：求男有道乎？澄对曰：夫合男女，必当其年。男虽十六而精通，必三十而娶，女虽十四而天癸至，必二十而嫁，皆俟其阴阳充实而交合则孕。孕而育，育而为子，坚壮强寿。今未笄之女，天癸始至，已近男子，阴阳早泄，未完而伤，未实而动，是以交而不孕，孕而不育，育而不寿。凡元气孕毓始于子，自子推之，男左旋，积岁三十而至巳。男左旋，十月而生于寅。女右旋，十月而生于申。申为三阴，寅为三阳，故男女之形，定于此矣。是故圣人体道立教，修身存神，而男女配合以时，是为悠远之计，安乐之元也。三十之男，纵有疏逸，而二十之女，自有闺门之禁，何迟之有哉。

吁！世短人浮，惟图眼底，以病男嬴女为不了而毕姻，则不唯有无后之忧，而恐有子夏之戚也。亦有以吉日之迫，而以病新瘥者结婚，则又不惟有劳瘵之疾，而又恐遗累世之患矣。夫病蛾无能茧之蚕，破蕊无结实之果。况少年子女，三关情逸，五神志荡，房中分外，业种成胎，或侏儒不振，或巨首瞠目，虽具人形，而实无聪慧。其次学道行淫，执法无戒，咤鬼驱神，产女生男，望之不似。余实见之，每为怜悯，不孝之罪，此莫大焉。

天地之委形，为人伦之大本，故揭此数端，以警同志。养生者，触类而长，则又不止于此也。孙真人云：交合之法，当避丙丁日，及弦望晦朔，大风大雨大雾，大寒大暑，雷电霹雳，天地晦暝，日月薄蚀，虹霓地震。不然，则损人神，不吉，损男百倍。有子必癫痴顽愚，瘖痖癫聩，挛跛盲眇，多病短寿，不孝不仁。又避日月星辰火光之下，神庙佛寺之中，井灶圊厕之侧，冢墓尸枢之旁，悉皆不可交合。有法则有福德，大智善人降托胎中，仍令父母性行调顺，所作和合，家道日隆，祥瑞竞集。不然，则有薄福愚痴恶人来托胎中，仍令父母性行凶险，所作不成，家道日否，殃咎屡至，虽生长成人，家国灭亡。

　　若欲求子者，但待妇人月经绝后，一日三日五日，择其旺相及月宿，在贵宿日以生气时，夜半后施泄，有子皆男，必寿而贤明高爵也。以月经绝后，二日四日六日施泄，有子必女。过六日后，勿得施泄，既不得子，亦不成人。

　　更具交合旺相日辰于后。

　　旺相日：春甲乙，夏丙丁，秋庚辛，冬壬癸。

　　月宿日：正月一、六、九、十、十一、十二、十四、二十一、二十四、二十九。

　　二月：四、七、八、九、十、十二、十四、十九、廿五、二十七日。

　　三月：一、二、五、六、七、八、十、十七、二十、二十五日。

　　四月：三、四、五、六、八、十、十五、十八、二十二、二十八日。

　　五月：一、二、三、四、五、六、十二、十五、二十、二十五、二十八、二十九、三十。

　　六月：一、三、十、十三、十八、二十三、二十六、二十七、二十八、二十九。

　　七月：一、八、十一、十六、二十一、二十四、二十五、二十六、二十七、二十九。

　　八月：五、八、十、十三、十八、二十一、二十二、二十三、二十四、二十五、二十六。

　　九月：三、六、十一、十六、十九、二十、二十一、二十二、二十四。

　　十月：一、四、九、十、十四、十七、十八、十九、二十二、二十三、二十九。

十一月：一、六、十一、十四、十五、十六、十七、十九、二十六、二十九。

十二月：四、九、十二、十三、十四、十五、十七、二十四。

若春甲寅乙卯，夏丙午丁巳，秋庚申辛酉，冬壬子癸亥，与上件月宿日合者尤益。

《黄帝杂治禁法》曰：人有所怒，血气未定，因以交合，令人发痈疽。又不可忍小便交合，使人淋漓茎中痛而失血色。及远行疲乏入房，为五劳虚损，少子。

论孕育

观夫古人制字，良有以也。以妇人有身为有孕，孕之为字，谓乃子也。子既形于内，而父可得而淫之乎，此亦礼也。又曰：妊娠，夫妊者任也，娠者辰也，女当之则宜禁任保护，而毋致凶星恶日以犯之。精血既凝之时，月经不至之后，子宫已闭，血已荣胎，则当异寝，始终无犯，则胎壮母安。起居运动，不失其常，则易产而少病。所以世无全人者，因不知禁而反风，马牛之不若也。马牛除乘饥饮泉，吃打奔走，跪踢损堕外，且无再感之伤。人而无厌，以害及遗体。况孕妇嫉妒叫号，过喜过怒，久行久立久劳，则有胎漏下血上冲等证。轻则病苦之忧，重则性命之祸。若久坐久卧，及矮女怀妊，胎不能转侧，临蓐难产，甚至子死腹中，或胎衣不下。

《胎禁》云：食鸡鸭子多，则令子失音。食蟹多，则令子横生。食兔多，则令子倒生。其余所食不便，更不抄入。但食煎煿烧炙辛酸厚味醲醪过多，则令子胎毒恶疾，风热搐搦，疮痍㳠肿，丹瘭瘰疬等病。临月交合，则令子头戴白被而出，则有奶疳肥疮白秃，异证恶疾。大概无犯，则胎气真纯，忽有灵光入梦，或有瑞气相凭，而生圣贤君子。是以古今史传分明，且以近代言之，则五祖山诚禅师慕苏老泉而为东坡学士，武夷丹士投真漆匠之家而产西山先生，嵩道者受史卫王之供而出嵩之丞相。

凡投胎夺舍之灵，常有神童茂异之士。故文王设胎教之法，使孕妇常观良金美玉，瑚琏簠簋之器，山川名画之祥，而游目适怀。又听讲诵经史传集，而使秀气入胎，欲其生而知之，是乃仁术也。若无真静，志思相弃，则徒为矫揉，不若朴素真常，毋闻恶声，毋见恶事，如持满执盈，以吉合吉为善。佛氏有《胎骨经》，道教有三浩九气、司命监生等文，郑重尊贵，不可胜言。及医书种种禁忌，爱护之严，唯有力之家，可以奉行，故不抄入。

大抵少艾初生临月，切勿令奸薄侍女、市嫂尼师，告之以利害，恐之以异端，使其致期畏忍搐缩，开阖参差，而气血乖张，家人无措。常以老成长上主管之，仍使温厚老妪三二人，与之剧谈，给之以容易，则使其妥帖无忧。俟子胞下垂，玉户流津，痛阵再四，方至草上，则如瓜熟蒂落而脱然分解矣。既产毕，不可即使仰卧，且半靠高枕，使其气顺血尽，方可翻复偃卧，频进疏通温平活血之药，荡涤清利为妙。庶无败物停留，日后为患。所以世俗不谙斯义，于是妇人血病十常八九。不为苦病，而且浊败子宫至绝孕。故产后一十八证，未有不因停滞而然也。方类于后。

卷之二

论婴幼

　　婴儿初生，车篮襁褓，各随风俗。大概厥初下地之时，勿待其出声，急以帛裹指，展去舌上青泥恶血。用手一迟，啼声一出，即入腹中，斯为患矣。如下地少顷，不能出声者，急以温水一口许灌之，即能啼也。久不出声者，以其脐带倒捋元气入腹，仍以口频频进气于儿口中，则自能啼也。先洗后断脐，则不伤水生病。脐带留长一寸，长则伤肌，短则伤脏。捋汁不尽，则寒湿入腹，仍作脐风。衣勿新绵，暖则生风。其敛脐之法，宽急则中，常于无风处解开看觑。未愈，烧绛帛灰敷之。一月外，脐上有汁并肿者，轻则当归末同韶粉和抟①，炙絮熨之，重则灸数壮。初断脐了绷毕，用甘草一小寸，煮汁一合许，用帛蘸与儿吮，约服一蚬壳许，得吐出去胸中恶物妙。未则再与吮之，半日内三五次，服尽药汁一合，得吐出恶水，则儿神气爽无病。一合服尽不吐，则胸中无恶物也。当先以菜叶包明净生硃，于饭内蒸菜，熟为度，研极细末，当纵一豆许，蜜和令抹入口服之。日一次，三日止，服多则伤也。凡冬夏浴儿久，易伤寒

————————————
① "抟"原本为"传"，据文义改。

热痛病等证，不浴亦不可。但初浴时，以猪胆汁一个入汤温浴之，则不生疮疥。次用桃李梅根或枝各二两许，呋咀，煎汤浴之，则去不祥。富室能以金一斤，虎头骨一个，煎汤浴之，则压惊辟恶妙。儿初落地，浴罢脐带了毕，即看口中舌下并腭上两颊。但有白泡相连去处，即便用指摘出恶汁，无令咽下为病，则无重舌语病。此其大略。

凡婴儿六十日后，瞳仁将成而能应和人情，自此为有识之初，便当诱其正性。父母尊长，渐渐令其别之。母勿令其侧目视父，父勿教其指抵其母。亲族长幼邻里侍妾，皆不可训其手舞足蹈，无礼骂人。时间聊发一笑，则为日后不禁之端。高举放手，闪避猛出，扶起放倒，儿虽强笑而面无人色。乖张恶性，自此万端，惊气入心，触机而发。乳母嗜啖厚味酒醴烧炙①煎煿，儿亦爱食甘酸异味，是以有惊疳积癖吐泻之疾。唯恐儿啼，恣其所以，及其成病，又不忍忌其所好，犹不忍饵以辛苦之药。借使病危，则针刺火灸，莫甚于此。况或不料，爱亦徒然。大抵爱子之偏，无出于母，其说有四：正室则姑息其嫡，姜宠辈各私其庶有，父爱长子，母怜幼婴。才有所偏则所闻不正，偏食至病，偏爱无尊，习以性成，戕贼患害，其出乎此。

余自思襁褓之时，酷嗜食甜，一日得饴，喜而欲食，中有蚯蚓引颈而出，自此不敢见饴。直至长大，方悟长上为之，然食之亦疑矣。夜卧闻钟声，则长上必教令侧卧，今虽为无碍，则亦不能不上心。幼习之义，善恶之种也，可不警之哉。余闻《回回大师经》云：其国有伏法重囚，对主者曰：吾死无词，但令吾母一见，死而无憾。即令见之。因曰：我生时食母乳，我今

---

① "炙"原本作"灸"，据文义改。

死也，亦欲食母乳，全我始终。既食其乳，即啮死其母，官责其故。囚曰：我今死于不法，是母教我也。我未会言语时，母即教我骂人。及其能行也，教我瞒人。我取得物归家，则爱我喜我。我积渐至于今日，所以恨之也。盖此等习气，乃闾阎之风，天下之通患也。

大抵庠序之教，礼义节文之诲，幼稚初学，道字未真，须自《千文》《蒙求》，调其句读。俟其舌便语通，始可学《孝经》，令其熟知孝行。然后学《论语》，必试其日课，使其备晓纲常大体。外则师友教授，内则父兄训习，令其耳闻心解。观其资质强弱利钝，然后授以科业，抑扬其性。纵不成才，则亦不至失身于分外也。今也，家庭妄诞，加以姑息，使其先有所恃，而藐视其师。且不自本至末而学，即欲多读诗书，广闻小传，以为儿能。善言不记，恶事染心。遂致助桀为虐，文过饰非而恕己责人，聪明自负，更无以为制之者。构长篇，赋短策，嘲诮为能。精神错谬，不能自持。一旦染患，则疴疢蜂起。原其所自，则过在其亲。盖幼稚无知，而善恶系乎有识之初。故正大先入其心者，他日纵有嚚猾狡狠，则亦畏首畏尾而回向之地矣。是故婴幼摄养，其习其父母之习也。

大概治法，除颅、囟、惊、疳、斑、痘，各类其次外，诸余服饵，并为通法。

论童壮

未弱冠为童，过三十为壮。夫寿夭贫富，天也。去就邪正，人也。共叔段以母偏爱而失身于不法。孟母三迁而孟子终为亚圣。今夫少者，甜处着嘴，稳处着脚，不趋过庭之训，复厌舞云之风。谗师佞亲，左右瞰亡，萧墙夹壁，沽酒市脯。困极告医，惟务速效。怨天尤人，莫知反躬。孟子曰：学问之道无他，在乎收其放心而已。心神守舍，则饥渴寒温之外，自不多事也。孔子曰：人之少也，血气未定，戒之在色。古法以男三十而婚，女二十而嫁。又当观其血色强弱而抑扬之，察其禀性淳漓而权变之，则无旷夫怨女过时之瘵也。孔子曰：及其壮也，血气方刚，戒之在斗。夫斗者，非特斗狠相持为斗，胸中才有胜心，即自伤和。学未明而傲，养未成而骄，志不行则郁而病矣，自暴自弃言不及义而狂矣。孟子曰：由仁义行，非行仁义也。如欲行仁义以求安乐者，吾见其为不安乐也。少壮摄养之道，弃此大道而别求，旁蹊曲径以资分外者，必致废事荡家而怪诞无耻也。大抵血气盛旺之时，难以制抑，凡事当先知心是吾之灵明主人，一切好欲欺侮凌夺肆态，皆是血气所使。倘犯刑名灾害，则是灵明主人自受苦辱也。常作此想者，自然渐成调伏。古今修性养命之术，恐名利之士难行，并不抄入。

　　凡除夏日之外，五日一沐，十日一浴。若频浴，则外觉调畅而内实散气泄真也。年二十者，必不得已，则四日一施泄。三十者，八日一施泄。四十者，十六日一施泄。其人弱者，更宜慎之。毋①恣生乐以贻父母之忧，而自取枉夭之祸，而雷同众人也。能保始终者，却疾延年，老当益壮，则名曰地行仙。虽有贫富之异，而荣卫冲融，四时若春，比之抱病而富且贵，则已为霄壤之间矣。况能进进不已，则非常人所可知也。但于名利场中，得失任命，知止知足，则渐入道乡也。道者，非特寂寥枯槁之谓也，如所谓素富贵则行此道于富贵，素贫贱则行

---

① "毋"原本为"母"，据文义改。

此道于贫贱耳。关尹子曰：圆尔道，方尔德，平尔行，锐尔事。孔子曰：志于道，据于德，依于仁，游于艺。故内外二圣之言未尝不契。盖艺为应世之术，故能锐利乃事。仁为泛爱之常，故曰平尔行。德方则不移，其有所得于心，有所据于事。道圆则通而不执，故无所不容而德行广大，志无不在也。何尝尽废诸事而然后谓之摄养哉？特消息否泰而行之藏之，量其才能而负之荷之，以不流于物故谓之摄，以安其分故谓之养。抱朴子云：若才不逮而强思，力不胜而强举，深忧重恚，悲哀憔悴，喜乐过度，汲汲所欲，戚戚所患，谈笑不节，兴寝失时，挽弓引弩，沉醉呕吐，饱食即卧，跳走喘乏，欢呼哭泣，皆为过伤。此古人所戒之节文。况夫风前月下，竹径花边，俯仰伤怀，杯余疏散，或进退惟谷而干禄，或冲烟冒瘴以求荣，呼吸杂邪，停留宠辱，饮食异味，荏苒暴患，各有治条。当斯之时，即回光返照，少驻元神以行药力，毋复纵聪明，以凌烁粗工而自取多事也。

　　呜呼！三皇大圣日总万机而又能拳拳于天下民瘼，下礼折节于方外士而讲道论医，以广其传。今之学者，一身未知所以自治而以人治之，则孰为多乎？而况又欲为治人者，难矣哉。余尝作《返朴论》，其辞有云：倏与忽欲报混沌之德，而相与谋曰：人皆有七窍以为食息，而混沌独无，尝试凿之。日凿一窍，七日而混沌死。有客对余曰：吾有术以起混沌之死。但一年修一窍，七年而混沌复生。余曰：固哉，之学也，何以为夸尚乎？吾能以一息回混沌之生，而息息与之俱生。故视斯明，听斯聪，言斯辩，而余未尝以有视听与言，而人亦未尝以余为聪明与辩。故不补其凿而混沌自全。夫是之谓聪明与辩。高明之士，能于此处具眼，则养生必有主也。不摄之方，并类其次。

12　中医非物质文化遗产临床经典读本

论衰老

少壮既往，岁不我与。孔子曰：及其老也，血气既衰，戒之在得。盖因马念车，因车念盖，未得之，虑得之，既得之，虑失之，趑趄嗫嚅而未决，瘝瘝惊悸而不安。夫二五之精，妙合而凝。两肾中间白膜之内，一点动气大如箸头，鼓舞变化，开阖周身，熏蒸三焦，消化水谷，外御六淫，内当万虑，昼夜无停，八面受攻。由是神随物化，气逐神消，荣卫告衰，七窍反常。啼号无泪，笑如雨流，鼻不嚏而出涕，耳无声而蝉鸣，吃食口干，寐则涎溢，溲不利而自遗，便不通而或泄。由是真阴妄行，脉络疏涩，昼则对人瞌睡，夜则独卧惺惺。故使之导引按摩以通彻滞固，漱津咽液以灌溉焦枯。若叩齿集神而不能敛念，一曝十寒而徒延岁月，虽云老者非肉不饱，肥则生风。非人不暖，暖则多淫。侥幸补药者，如油尽添油，灯焰高而速灭。老子云：以其厚生，所以伤生也。况有明修礼貌，暗伏奸雄，曲蘖腐其肠胃，脂粉惑其清真，孤阳独盛，水谷易消。自恃饮啖过人，恣造欺天之罪，宿缘既尽，恶报临头。其或厌饫沉酣，身居勤俭，志益贪婪，方聚龟毛之毡，忽作女子之梦。宋齐丘《化书》云：悭贪者化为狗，暴勇者化为虎，虽然身未迁谢，业已成行矣。

先贤诗云：克己工夫未肯加，吝骄封闭缩如蜗。试于静夜深思省，剖破藩篱即大家。先贤戒曰：积金以遗子孙，子孙未必能保。积书以遗子孙，子孙未必能读。不如多积阴骘于冥冥之中，以为子孙无穷之计。庞居士诗云：北宅南庄不足夸，好儿好女眼前花。忽朝身没一丘土，又属张三李四家。张紫阳诗云：人生虽有百年期，寿夭穷通莫预知。昨日街头方走马，今朝棺内已眠尸。妻财遗下非君有，罪业将行难自欺。大药不求争得遇，遇之不炼更迷痴。盖年老养生之道，不贵求奇，先当以前贤破幻之诗，洗涤胸中忧结。而名利不苟求，喜怒不妄发，声色不因循，滋味不耽嗜，神虑不邪思。无益之书莫读，不急之务莫劳，三纲五常，现成规模。贫富安危，且据见定。邵康节云：美酒饮教微醉后，好花须看半开时。又云：爽口物多终作疾，快心事过必为殃。与其病后求良药，孰若病前能自防。又诗云：虑少梦自少，言稀过亦稀。帘垂知日永，柳静觉风微。但看花开谢，不言人是非。何须寻洞府，度世也应迟。庞居士云：但愿空诸所有，慎勿实诸所无。余亦有诗云：世人用尽机关，只为贪生怕死。我有安乐法门，直须颠倒于此。晋有祁孔宾夜间读书，忽闻窗外云：祁孔宾，隐去来，修饰人间事，甚苦不堪偕，所得未毫铢，所丧如山崖。晁文元公《法藏碎金》云：众所好者，虚名客气，冗具羡财。予所好者，天机道眼，法要度门。又云：观身无物，从幻化缘生。观心无物，从颠倒想生。又云：身有安全败坏者，事之报也，即世而可见。性有超升沦坠者，行之报也，异世而不知。譬如形声之有影响，必然之理也。又云：人有疾苦，或多偶尔，非因所作，无如之何。历观幻化之躯，而有甚于此者，能推此理，足以自宽。又云：仕宦之间，暗触祸机。衽席之上，密涉畏途。轮回之中，枉入诸趣。古人云：心死形方活，心强身即亡。《金刚经》：云何降伏其心[①]。《老子颂》云：你喜我不喜，君悲我不悲。雁飞思塞北，鹦忆旧巢归。秋月春花无限意，个中只许自家知。虚静天师云：

[①] 原本"心"下尚有一"川"字，据《金刚经》删。

灵台皎洁似冰壶，只许元神里面居。若向此中留一物，平生便是不清虚。老子云：虚其心，实其腹。是皆融智慧黜聪明，而宅天和以却百邪者也。岂比夫三千六百旁门小法，加之于万境煎熬之心，而头上安头。又以金石草木刚烈之剂，饵之于丧津枯涸之体，而求补益哉。

历观前人，以不仁成家，以仁而保家者，有之矣。如以不仁而得，复以不仁而守者，祸不旋踵也。《晋书传》云：石季龙僭称帝号，发近郡男女十六万，车十万乘，运土筑华林园。扬州送黄鹄雏五，颈长一丈，声闻十余里。泛舟于玄武池，命子石宣，祈于山川。因而游猎，乘大辂，羽葆华盖，建天子旌旗十有六军，戎卒十八万，出自金明门。季龙从其后宫，升凌霄观望之。叹曰：我家父子如是，自非天崩地陷，当复何愁。但抱子弄孙，日为乐耳。宣所过三州十五郡，资储靡有孑遗。季龙复命子石韬亦如之，出自并州，游于秦晋。宣素恶韬宠，是行也，嫉之弥甚，于是相图之计起矣。俄而宣使刺客，杀韬于佛舍。又欲谋不轨，事发季龙杀之。季龙既死，其后歼焉。呜呼！季龙之富贵而不足恃，而今之碌碌者，十百之帑，又奚足以作威福而造业因哉！

余虽枯槁幽栖，而衣冠出处，未尝用馂馅故事。以孔子之性与天道，不可得而闻也，故托佛以言性耳。佛云：一切山河大地，皆从如来性中流出。然则佛之一字，乃一切有情之觉灵也。实为大罗空劫先天之祖气，即元始天尊是也。人人皆抱此灵而不自觉。故佛经云：一切众生，本来成佛。以不觉故，名曰众生。以觉故，名曰佛。今之地狱变相，乃唐太宗以入冥境界，命宰相阎立本图画以示世人。余少年滑稽之时，未尝不在笑谈之下。一日在外，因病困极，恍惚所见，与吾家骨肉所梦同日境界，因缘无有少异。遂绝口不敢戏谑。后读史传语录文字，始知近代以来，王公卿士于佛书中获大安乐者，不可枚举。故韩昌黎排之至甚，而终得法于大颠。欧阳文忠公恶之如仇敌，而亦号为六一居士。岂非自有所得而翻然悔悟而改者钦？悲夫！世人不明佛心而溺于佛事。故梁武帝之祸，侯景至而不知。秦始皇欲仙，徐福去而不返。况夫琐琐胜事，而能胜其业障乎？夫业障之心，以酒为浆，以妄为常，念念迁谢。昼夜呼吸，共一万三千五百息，一息脉行三寸，元气周身，脉行八百一十丈。寒来暑往，知诱物迷，神明流之远矣。养生之士，以此为主，则是认贼为子，岂不谬哉。故岐伯曰：出入废则神机化灭，升降息则气立孤危。易云：精气为物，游魂为变是也。

昔有二人，就余以辩生死事大者。一曰：人之有生也，赋性于天，养命于地，百年之身，仁义而已。及其终也，清魂归天，浊魄归地，夫复何疑。一曰：人之生也，以身为我，以得为强，以妄为常，虫秽之仓，愁虑之囊，或为之让，或为之攘，均为孳孳。一名残忍，一名忠良，拘之则心目外寇，纵之则血气内戕。欲持其要，莫知所长。业识茫茫，一息不来，乌知其何往。余各以一诗遣之。其一曰：原始要终理不讹，四非庄敬怕磋砣。平生不践中庸地，一曲阳关没奈何。其二曰：超凡一句绝商量，说破教君笑断肠。一切顺违生死事，莫令厌恋作心王。有人能如此，便见养生主也。大抵桑榆之景，劳逸不同，盖劳心者甚于劳力者耳。善为心王者，劳亦如是，逸亦如是。如鱼饮水，冷暖自知也。

人年五十者，精力将衰，大法当二十日一次施泄。六十者，当闭固勿泄也。如不能持者，一月一次施泄。过此皆常情也，不足为法。凡肥盛强密者，自壮至老，衣食与药，并用疏爽，肉虽多不使胜食气。果宜枣柿藕，菜宜韭与萝菔。饮食饥时先进热物，然后并宜温凉及时，勿恣食黏滑烧炙煎煿辛辣燥热之味，防有内郁风痰，外发痈疽之证。虽清瘦而素禀强实，兼有痰证者，与此同法。清癯虚弱者，自壮至老，衣服与药，皆宜温厚。性寒伤胃，腥膻鲙炙，生冷油腻，并宜少食。如肥而素禀滑泄虚寒易感者，与此同法。其余扶衰润槁之方，各类于后。

卷之三

《素问》节要叙论

坟素之书，圣圣相传，历代所尚。辅教济生，其道大明于天下。学者厌于研穷，方书充塞乎世间。好事者溺于苟且。于是目击无端之蔽，独立萧萧，愈昏愈昭，而心口相喻曰：虽醯鸡蠛蠓之微，亦能聚形接翅于大空之中，而鼓舞造化之妙。况我齿发之属而无寸补于天地之间，得无愧乎？故推管见以陈其略。诚非专门之学，是必行不由径，复取《难》《素》照对，或有未尽之义。各入全文一段，譬如偃草之风，虽不能使万籁俱鸣，或可荡涤乖秽而道达清氛耳。倘能阶粗以入细，则岐黄之奥期日可得也。养生之家不可不知。如从事于斯者，远取诸物，近取诸身，博览群书，约归于理。朝于是，夕于是，精思熟察，慈应广惠，疑证勿医，重病勿避，进不以私，退不以惭，终身期与古人并驾而无耻恶衣恶食。冠冕倘来，来则受。得时行道，普施群灵，不亦大丈夫乎！若夫不下克己工夫，先竞阃篱胜负，胸中茅塞，口耳聪明，铺赡岐黄之风，网罗聋瞽之利。及乎对证生疑，则慰之以开胃补虚。偷安苟幸，取媚人情，实实既尔，病势渐危。患家感其过从而没齿无恨，医者自以为稳而反有德色。常态如此，识者为之惨然。或素无受授之资，剽窃单方，轻行峻剂，不顾虚虚。盖虚虚实实，损不足益有余，正犯医经之条款。冒昧既久，遂成忍人。或怪巾异服，行头擎帐，虽小夫贱隶，皆得为之。医之为道，风斯下矣。由是士大夫耻言医术。士大夫耻之，余亦耻之也。尝闻士大夫以一物不知为耻，而不敢知医，则不亦耻乎？舍至亲者身而荣至疏者名，及罹疴疢，则顿委于庸人之手。悲夫！趑趄嗫嚅之荣，树塞反坫之僭，君子是谓斗筲，未闻以医而害名者也。与其托兴于婉辞绮语之间，游戏于翰墨博弈之事，则未若留心斯道，以事君亲。若不明其梗概，而命医者曰：吾抱某病，当服某药。是教玉人雕研也。苟听其命则合，合则未免为奴颜婢膝之误，不合则取短舍长，而有道者飘然矣。

余曩因多病，渐染成习，故稔知忧患情况，颇究医学浅深。岐伯曰：病为本，工为标。故首论病家，次论医家。欲病者安养，医者安行，各袛乃事。次正讹，公论，则取其是，去其非，而通治异治，可用不可用，其理自明。然后运气，标本，阴阳，虚实，脉病，证治，次第十卷。盖六气如医者之司属也，标本如事之先后也，阴阳如事之彼此也，虚实如事之可否也，诊脉乃医者之审委也。故百病所属之气如网之在纲，对病处方则如纲之于网，而理明证定，治乃无误矣。不然，则如东坡跋《楞伽经》云：譬如里俗医师，不由经论，直授方药以疗病，非不或中，至于遇病辄应，悬断死生，则与知经学古者，不同日而语也。其是之谓欤！

论病家

原夫天地之灵，为阴阳之神。而人心之灵，为血肉之神也，其体不同而其神不异。故人之心也，与天地合其德，与日月合其明。以口体所累，则或劳心，或劳力，而为治人事人之所役也，故昧其德与明也。血肉之躯，安得无病？夫鸟兽亦血肉也，巢居穴处，饱而后已，则未闻其有病。而马牛鹰鹞，亦鸟兽也。以其箸絷在人，乃亦有病焉。然而人之情也，可谓甚矣！鸟兽习其习而病，况其倾天下之色不足止其欲，遍天下之财不足愈其贪，名缰利锁，曲蘖轻肥，富贵者过之，贫贱者不及，其情可胜言哉？及其病也，嗜好不能廖其疾，情虑不能使其安，故当迁善改过，息业返神，则药饵易效，重病即轻而轻病即愈也。

人之百病，其义有五。一曰禀受之病，与生俱生者是也。二曰果报之病，伯牛之癞、袁盎之疮者是也。三曰六淫之病，风寒暑湿燥火，外邪所侵者是也。四曰七情之病，喜怒哀乐忧恐思者是也。五曰金疮颠扑外伤者是也。外伤等证，显而易晓。其所谓七情者，责当在谁？六淫则亦以此而召之耳。况其果报之病，前生今世，莫非我乎？若觉之早也。故袁盎遇鸡足山尊者而释其冤，西施山居，癞愈而成九女之容。不然，则医如扁鹊之才，亦望齐侯之疾而却走矣。其与生俱生之病，抑亦父母之源流也，其可尽除之乎？今之宦门巨室，务要便佞，药须香甘，事必如意。稍闻逆耳之言，则必迁怒于人。故仲景《伤寒论》序云：方今居世之士，但竞逐荣势，企踵权豪，孜孜汲汲，惟名利[①]是务。崇饰其末而弃其本，华其外而悴其内，皮之不存，毛将安附焉。卒然遭邪风之气，婴非常之疾，患及祸至，而方震栗，降志屈节，钦望巫祝，告穷归天，束手受败。赍百年之寿命，持至贵之重器，委付凡医，恣其所措。咄嗟呜呼！厥身

---

① 原本无"利"字，据《伤寒论》补。

已毙，神明既迁，变为异物，幽潜重泉，徒为啼泣。痛夫！举世昏迷，莫能觉悟，不惜其命，若是轻生，彼何荣势之云哉！而进不能爱人知人，退不能爱身知己。遇灾值祸，身居厄地，蒙蒙昧昧，蠢若游魂，忘躯徇物，危若冰谷，至于是也。

孙真人曰：稽康云：穰岁多病，饥岁少疾，信哉不虚。是以关中土地，俗好俭啬，厨膳殽馐，不过菹酱而已，其人少病而寿。江南岭表，其处饶足，海陆鲜□殽无所不备，土俗多病而人早夭。北方士子游宦至彼，遇其丰赡，以为福祐所臻，是以尊卑长幼，恣口食啖，夜长醉饱，四体热闷，赤露眠卧，宿食不消。未逾期月，大小皆病。或患霍乱脚气胀满，或寒热疟痢，恶核疔肿，或痈疽痔漏，或偏风猥退不知医疗，以至于死。凡如此者，比肩皆是。惟云不习水土，都不知得病之由。静言思之，可□太息者也。是故医书云：富贵之人，从生至长，无敢逆其意者，及其病也亦然，故曰难治。况夫闾阎之家，不谙服饵，投药未几，或证当传变，或药病相攻，便言有隔，从事乎弃端不根之说，而中道而废，明明易治之病，翻成不救之危。

大抵暴病不可荏苒，沉疴不可速瘳。欲速则更医必骤，医众其论必繁。荏苒则邪气入深，用药未必即瘥。故可以急则急，可以缓则缓，至诚待士，则贤者进而不肖者退也。至乏医之处，必也择其谨愿者，从其所长而用之。若求奇信胜，则市井之风起矣。且医人藏否，各有声迹。观其所由，察其所安，则人焉瘦哉！盖昧理之士剂繁而语杂，明理之士剂简而论详。昧理之士自求进退则惭，明理之士不奔趋敬而直。入门不问证，切脉便知源，然后问之，闻之，望之，参之，六经内外无差，投药即有寸进，故知其可用也。然进之效亦有说焉。药病相投，时间似愈，病势进退，当论后先。若事游谈泛论，窃听旁人，广引方书，诬合转变，举措诡谲，情怀卤莽，暴病难愈，久患转增者，故知其不可用也。然而转增之病亦有说焉。如药病相攻，则时间反倒，不日病痊，又在人消息。且富贵之人，有病则荐医者多而进者杂，主病之人悦同好，局见闻，去取不公，则病者之不幸也。孙真人云：大家有病用医，切不可令真伪一处，药味中间，防有差迭。可不慎乎？

论医家

孔子曰：学也，禄在其中矣。人之托身从事，业虽不同，贵贱温饱，皆可谓之禄。未有求禄而不学者也。况医者之学，艺兼九流，其学岂有穷极哉！世俗云：学医费人命。虽出戏谈，不可不戒。孔子曰：知之为知之，不知为不知，是知也。故当临病用药，则度吾所长而为之。难明之证，则退而思之。幸而得之，则当勇于义，不可冒昧强为，网罗世利。圣人之道，赞成化育，岂为区区细人作无厌之计哉！故曰：医者，人之司命，任大责重之职也。凡当临病之际，不见其贵贱亲疏，但自知脉病证治。义然后取尚嫌有心，况可作色用情，需以金帛帐彩乎？一怀利心则进退惑□乱也。求医之急，如解倒悬，一时轻诺，未免寡信，孰若正吾之心术，专吾之定见。其道之大行也，则心亦如是，其道之不行也，则心亦如是。荣枯得失，定以天缘。公伯寮其如命何？

古者，称医为师。今也，视医如戏。孔子所谓：夫人必自侮，然后人侮之。又曰：枨也欲，焉得刚。是故人能刚于欲者，必不为此俗态也。经耳之事既验，纪录之文已明。孙真人惠及昆虫，休官学道而隐显神仙。聂从志医逢淫妇，诚意存仁而子孙仕官。或因医行淫，或误伤胎孕，鬼神之祸，定业难逃。仲景书云：阴阳虚实之交错，发汗吐下之相反，医术浅狭，为治乃误，使病者殒殁，自为其分。至今冤魂塞于冥路，死尸盈于旷野。仁者鉴此，岂不痛欤！又曰：智者之举措也，常审以慎。愚者之动作也，必果而速。安危之变，岂可诡哉！此古人之告戒至切者，学者甚勿忽之。尝见医者诊脉，不识寸关，放手妄言虚实，不问得病之由。今经几日，是表是里，曾无传染，只据所见，便言某证。证且未的，不顾汗下次第或病人劳复，便毁前医为误。甚至子谈父过者有之，弟掩兄长者有之。及其治疗，本无所长。原其所以，则志在于利。前人有言曰：医人乘急取财者，甚于盗贼。且庄子曰：盗贼亦有仁义礼智信。今也，废其天伦而公①攘夺荣利，则不若盗贼矣。是可忍也，孰不可忍也。以余观之，欲得荣利，甚不为难。学而思之，安而行之，天爵厚薄，甘吾分而自然足矣。

尝闻蜀人通真子，注叔和《脉经》，以②行于世。而其道未行，遂历湖汉江浙，亦未有目之者，及至淮之邵伯镇，旅于僧舍亦然，无闻于人。又将顾而之他，主僧闻之曰：子若不设肆，人谁知之。市有寺屋，吾给子器具，请试为之。既而医道大行，妻子具而家产丰。一日主僧将化，召其来前密语曰：子前生在此，铺街凿井，今享此报。更宜积德，他生后世，又非今日之比也。言讫而化。是知学者未有不遇，无学者遇之，无术以济人则误伤。恶行之报，缘尽当偿。古语有云：医不三世，勿服其药。盖读伏羲神农黄帝之书，非独三世为医也。传业之子，不可恃为家学而守死寡闻。误己不妨，人命为重，贤贤易色，

---

① 此处不通，疑少字。

② "以"原本为"已"，后文不注。

不耻下问尚恐不及，况是己非人乎？口给之才，足以欺人，不足以欺天。盖实学在乎贯穿该博，深涵厚蓄，得鱼忘荃，得兔忘蹄，则自然其用不繁，而履践闲雅也。

歌诵《难》《素》，记问之能也。丸散精妙，修合之能也。汤液生熟，煎煮之能也。套类加减，市货之能也。广收博聚，料剂之能也。轻财尚义，济利之能也。乃至于博览群书，深明本草，皆医之事，非医之道。夫何故？盖天下纷纷之事，理一而已，明诸理而学医，则思过半矣。天下昏昏之情，因果而已，明诸心而行医，则其过盖鲜矣。

卷之四

正讹

方书云：夏月阴气在内。原夫圣人以天地为法象，明人身之安危。天地之气，一岁十二卦，一卦六爻，共七十二爻，半阴半阳，总候三百六十日。康节云：天根月窟闲来往，三十六宫俱是春。盖阴消阳长，暑往寒来。故十一月复卦，坤下阳生，井泉即温。至于正月，三阳阳气平地，故云内阳而外阴。及乎四月，六阳将尽，阴气下生，则井底寒泉。至于七月，三阴平地，故曰外阴而内阳也。天地之气，相去八万四千里。日月周天，动经一岁。故阴气在内，有三月之爻。康节云：一物各具一乾坤。是则人于天地，具体而微。心肾之气，相去仅八寸四分。元气周身，止于百刻。故以子为一阳生，午为一阴生。七十二爻，半阴半阳，盈虚消长，比之天地之气，特倏忽耳。且盛夏之井，可以结冰。人而如之，则当身半以下三月无阳也。其何以为荣卫乎？夫一年卦气，自五月行阴符，至七月则为天地否卦，其象内阴而外阳。人居大地之上，与金流石烁，均受其热，自非吾气卫血荣，则立为燋腐矣。所以不燋腐者，可见吾身之天地，与其天地义同而体异乎。是以善摄生者，吾之天地阴阳无愆，则荣卫周密，而六淫无自入也。不善摄生者，六淫之邪相侵，而医药之道作矣。

古方治伏暑中暍，用白虎，五苓，柴胡，益元，以坠渗清利其热毒也。近世好事者，穿凿古人糟粕，不明天人，小夫例谓盛夏阴气在内，不用寒凉。又医书云：春主发生，阳气在上，可行涌法。涌者，吐也。冬主闭藏，阳气在内，可行荡法。荡者，泻也。盖人之血气，本无寒暑，因天地之寒暑，而为舒荣闭塞也。及乎酒家溢饮，则虽穷冬，亦呕哕终宵。伤寒家邪气入脏，则虽盛夏，必用硝黄矣。且伤寒内热者，小便赤涩。今夫夏月安居之人，小便尤其赤涩也。故养生篇云：春夏养阳，秋冬养阴。王太仆注曰：春食凉，夏食寒，秋食温，冬食热。所以调平天人之气也。若耽食沉李浮瓜，恣餐冰鲜腥脍，或挑商走贩，篙子车夫，奔驰急务之人，乘饥饮水食寒，伤脾泄泻，霍乱转筋，四肢厥逆，呕吐清水，始用姜桂术附之药。方今世俗平居盛夏，例以五苓大顺合服之，是所谓引贼归家者也。盖燥热相从，物之性也。以其治暑，不亦谬乎？以此观之，则执经不通者，虽不误医，亦能误事。据方之士，虽或误中，多致误伤。

仲景《伤寒论》一百一十二方，小柴胡汤居其一也，专主少阳一证。而于三百九十七法中，凡六十余法，用之清里解表第一药也。则《活人书》中戒曰：近世多行小柴胡，其性差寒。厥意虑人妄投于六脉迟细表里无热者，遂使后人是非。然而或因好事者增于其书，亦未可知。

养胃汤，辛甘燥热之剂，专主内伤生冷，外感风寒之暴证。三日以前，则可以发表温中。近世士夫庸医，不问日数传染，是表是里，始终服之，遂成阳毒而不救，或热厥入深，茬苒成瘵者有之。

医书云：诸痛为寒。盖太阳寒水本寒而标热。至于腹痛，桂枝加大黄，则其可执如诸痛为寒乎？故经云：有治其本而得者，有治其标而得者。故标本，先后缓急之活法也。近岁夏秋之间，酷暑郁烁，人多伏热，痰涎流注脾胃，遂为腹痛。方书不载，医者不通，便为感寒。遽用乌附姜桂抱薪救火，立为燥卒矣。盖寒热之义，在乎标本。经不尽言，人不尽义，执经为证，红紫乱朱。

医书云：寒热往来，头痛干呕，胸膈闭，腹胁痛，小柴胡汤主之。或者不拘春夏，曾无饮食之伤，类云停食感寒，即用姜附治之。至于日月之久，更医数四，仍曰停食感寒，往往如是，故坏证颇多。

亦有以结核为瘰疬者，指风毒为脚气者。

方书云：上盛下虚者，是必心肾不交，火炎水滥，神情烦溃，房事阴痿者是也。近年不问壮年烦壅或老而气血未衰，才见痰多耳鸣，不解中脘关格，即服僭燥丹药，名曰镇坠，久则阳亢阴消，果为下虚矣。

医书以脾为中州，胃乃水谷之海，变化五味，熏蒸肺经。肺气氤氲，周流百脉，接续命蒂，为日生之元。故平居七日不食，则元和逝矣。人之有病，则脾不转输，故不食而不饥，但治其病，胃气自回。故仲景三百九十七法，不言开胃补虚，盖虑其热复也。惟虚寒脱泄，病后食不复常者，可以燥脾。今之病家贪生，医人把稳，急于开胃。故经云：旧病未去，新病又来，药作祟也。标本者，医道之法则也，多见医者指人之肥瘦为标本，若然，则是膘本矣，是何言欤！

今人名为痢者，古方谓之滞下。滞者，乃不利之义也。今之痢字，古方无之。盖利者，不滞之谓，伤寒法中之泻证也。

义既不明，则用药大有径庭矣。况道听途说，无非臆论。谓某人久痢，百药不效，忽曰思某物吃，一餐而愈。后人效之，多致强为，殊不知其滞下之积将尽，肠胃之气已清，脾元顿回，而一旦思食，故食之而愈也。

世人云：回痰胜服药。庄子云：既以为物，欲服归根，不亦难乎。盖痰以败津所结，咽入脾胃，不复为津矣。但毋令远唾伤气可也。

大凡世俗之传差误，用药之士难明。盖伤寒者，三日以前无汗，恶寒不恶风。伤风者，三日以前有汗，恶风不恶寒。若不传经，则数日亦然。已传入内者，肌肤不热，亦不恶风寒也。壮热者，表里实热。寒热者，或先寒后热，或先热后寒。寒热往来者，寒热间作，昼夜无定。发热者，始终无寒，有时作热。潮热者，日晡一作，依时而至。内热者，小便赤涩，舌上白苔。表热者，大小便如常，亦不烦渴。郁热者，五内怫勃而不畅。骨热者，坐卧如蒸，鼻塞声重，不恶风寒。身体不热不痛者，上壅肺实，伏痰气闭，因风因寒，因天色阴晴交变，湿热内郁。或涕唾稠黏而喷嚏，或痰涎壅塞而气急发作。日久而不愈，则亦能头疼身痛，自汗恶风寒也。特小便多且频，原与伤风寒异矣。举世不明此证，但见鼻塞声重，俗云伤风，或云感冷，或云风发。古今方书，不载其详，所以学者一例为人发表，而肺气愈实，甚至有成水肿者，有成肺痈者也。亦有素禀者，或有因风因寒而然者，但无外证者，并用清中理肺。肺既停痰日久，其气不能卫护周身，故有流汗如雨，今人妄名虚汗，误矣。虚汗乃伤寒病后虚弱动身汗出，不动身者不出也。此实肺壅而然，亦与伤寒自汗义标同而本异，不可发汗重泄真气也。

本草谓石膏者，以体质如猪脂膏，手擘可碎，并有束针纹，今之所谓软石膏者是也。寒水石者，又名凝水石，水寒而凝即为冰，故其坚白晶洁，状若明矾硼砂之质。或有碎之而粒粒大小皆四方者，又名方解石，今所谓硬石膏者是也。又如鹅管石，则似鹅翎管。马牙硝则如马牙，皆名物之义也。

集钱氏《小儿方》者，以京师药市为凭，则欠格物矣。虽误无妨，盖药性大同小异，不可不别也。

今人谓小便白浊者为虚寒，盖虚寒漏精，则溲多而滑者是也。其少而频，涩而痛者，膀胱蓄热，而谓之五淋证也。

世人云因跌倒而中风，乃是因中风而跌倒也。

中古之世，多以针砭补泻荣卫，近代罕得正传，故丸散之道大行。春秋至汉，药论两，水论升。唐宋以来，始定以大剂不过五钱，用水皆以瓯盏。故药剂大小，瓯盏浅深，宜自消息。当以一盏为十分，煎去二三分，名曰七八分。若令用水二盏，煎八分者，是该一盏八分，则误矣。若煎成一盏中八分者，药性过热而无效也。此皆市货之风，以多为贵。服饵之家，以少为嫌。世人好衒医者，趋时习以成风。纵一齐人传之，则众楚人咻之矣。

盖讹舛之弊，实害养生。好事者，不可谓古人皆贤而今人皆愚。且如方中云：狐臭者，皆因拔腋下之毛，为秽气入肺而然，试请验诸腋气者，曾拔腋毛否？且肺以鼻为出入之门，百毛孔窍，皆为开阖之应，而独于腋毛窍中入耶？又曰：石药须研极细，不然，则为砂淋。石药极细，于修合之法理所当然。盖砂淋自膀胱与溲同出。膀胱者，溲囊也，其蒂赘于小肠幽关之次，其尿泌而渗之，有出而无入也。使其有出有入，则清浊混矣。相袭之谬，聊举万一。格物致知者，推而广之，则名正言顺，而利己利人也。

公论

天下之情，苦□乎似是而非也。圣人之道，一以贯之。故是是非非，为君子之公论。是非非是，乃小人之私心。明斯二者则庶事成，昧斯二者则急务败。夫药之于病，如救头然。俗谬相乘，则吾谁适从？大抵圣人立言，不离金木水火土，治病不离温凉寒热湿。故黄帝问曰：医之治病也，一病而治各不同，皆愈，何也？岐伯对曰：地势使然也。故东方之域，天地之所始生也。鱼盐之地，海滨傍水，其民食鱼而嗜咸，皆安其处，美其食。鱼者使人热中，盐者胜血，故其民皆黑色疏理，其病皆为痈疡，其治宜砭石。故砭石者，亦从东方来。西方者，金玉之域，沙石之处，天地之所收引也。其民陵居而多风，水土刚强，其民不衣而褐荐，其民华食而脂肥，故邪不能伤形体。其病生于内，其治宜毒药。故毒药者，亦从西方来。北方者，天地所闭藏之域也。其地高陵居，风寒冰冽，其民乐野处而乳食，藏寒生满病，其治宜灸焫。故灸焫者，亦从北方来。南方者，天地所长养，阳之所盛处也。其地下，水土弱，雾露之所聚也。其民嗜酸而食胕，故其民皆致理而赤色，其病挛痹，其治宜微针。故九针者，亦从南方来。中央者，其地平以湿，天地所以生万物也[①]。故其民食杂而不劳，故其病多痿厥寒热，其治宜导引按蹻。故导引按蹻者，亦从中央出也。故圣人杂合以治，各得其所宜。故岐伯举五方之俗，发明九州之内，高下之宜。则一郡之间，郊郭之异也，风土寒燠不齐。则随方受气，惟疫疠

---

① 通行本《内经》原文为"生万物也众"。

时行之有差耳。所谓四方之病，则处处有之，讵可以辞害义哉！盖道听塗①说，疑似之间，圣师答问，不可户晓。假令有人于此，病痈疡疔肿者，以东方砭石之法治之，如今之火针之类是也。病七情内疾者，以西方毒药之法治之，如今之芫花、大戟、甘遂、巴豆、砒、硇、乌、附、常山等药是也。病寒积中满者，以北方之法治之，如今之灸是也。病挛痹者，以南方之法治之，如今之针刺是也。病痿寒热者，以中央之法治之，如今之呼吸按摩，摇筋摆骨者是也。所以察病人之劳逸，疏密强弱之法也。故王太仆注曰：西方北方之有冷病，则以热方温方之法而治之。东方南方之有热病，则以寒方凉方之法以疗之。此即如经云：以热治寒，以寒治热，以凉治温，以温治凉之义也。故岐伯曰：假者，反之，此之谓也。岂有浮薄之俗，不恤病势求水济火之急，需热散寒之窘。动以江河南北，附会圣人所谓天下之南北。执经迷旨，惑众伤生，此东家之西为西家之东，何足以知奥义哉！且如江南杨豫之分，岂无高陵山谷？河北青蓟之野，安无海滨污下？养生之士，当一振耳目之新，首观全文一段，而出入方宜异治，循环标本后先，据仲景扁鹊之通论，则知余非好辩也。

试举一二：一日有一士人，闻一医者之名，则疾首蹙頞而怒曰：此人可杀。余将谓其有大恶行也，遂从容扣之。则曰：恶其泻人也。再询其所以，且知此医为人治伤寒，大便七日不通，谵妄狂乱，法当承气汤下之。或曰因泻而死，或曰不得泻而死。余即谓人曰：法当下而下之，下之而不愈者，不可治也。下之而不泻者，于医何罪？识者皆曰然也。

---

① "塗"同"途"。

又余尝遇一人，官之药肆长揖就座。未久即愀然谓余曰：北人何故，但用硝黄？余即颔应之。徐徐问曰：市货之药，共有几品？医官曰：不过日用常行者耳。余历数大小麻仁丸，三黄丸，凉膈散，碧雪紫雪之类。而斯人跃然起坐曰：此等皆日消货也。余即一笑而别。所谓硝黄果害人耶，则宜市货乎？果不害人耶，则临证用药必有以也，何其人我哉。前所谓是非非是，小人之私心者是也。

紫苏香附，气药之不可无者。医书以香附为妇人仙药，而御制熟水为上品，沉香熟水次之。近代以来，不原本草药性而妄加其过，名曰耗气。谓某药泥血，某药是吐药，某药泥脾。及其自用，却称其德，谓本草云能散结气者，能滋荣卫者，能治疟疾者，能补虚劳者。由是平地风波，而致使病者荏苒为沉疴者矣。

又有一证聱牙之事，不可不知。昔有一富贵老人，中风日久。一日托相知数辈力有于余。既至彼，乃见名流列坐。试问其故。则曰：十日不得便溲，百法无效，敢望料理。余问：服麻仁丸否。主者曰：连日所服，不下二升矣。余笑曰：可谓多乎哉。利药虽多，内溏而后秘。当用下取。令作蜜兑碾皂荚细末于上，纳后部。又令炒盐研细，用翎筒挑盐末，吹入水道中。即时前后皆通，溲如墨汁，粪似铁丸，仍有薄粪津津然出，殊未痛快。则中有不悦者，余见机而变，遂谋脱身。次早轿马迓至，哀恳不已，故再赴。患者以两手握余两手于其胸，而仰顾余曰：某年老身肥，不幸中风，秘郁几死，昨以先生之故，稍宽三分，更乞用情，迟则不济也。余令患家于市肆取益元散一小贴，入瞿麦穗一捻许煎服。未几，众医拂袖而去。余出于掣肘也，岂得已哉！次早再招，既至，见其内人喜曰：夜来服药后，得小溲如墨汁半桶许，则大便津津之泄即止。溲行泻住，药之功也。余疾声应曰：不然，不然。内有结粪阻之，非比水泻证也。遂托故辞之。次日不去，忽甲医至曰：子之飘然，诚为高尚。今早患人小腹肿痛，举室无措。未免乙医谮子用滑石，性寒而为冷气痛也。怆忙无以解纷，众医惭退。余即对甲医诡骂乙医曰：愚不可及也。夫中风便秘，大坚大满，内外如灼，五实之证备矣，寒从何来。此乃日前利药攻透脏腑，夜来小便顿通，下部空阔，则溏薄药粪骤然注下。其间结粪相杂，磊块聚桦于直肠，宛转不行，致使小腹肿痛也。甲医既退，乙医亦至，备如甲医之言，予亦如对甲讽乙之说。遂扣其所以。则曰：如子所论，果得结粪三二十块，药粪数升，恬然无事，别议招医，不胜闷抑，故来相告。遂别。此段猥琐，即非是己非人。盖临病活法，方书不载，医者诿诿，患家无断，舛讹错综之时，未有以明决之者。故书其略，以为不测辩惑之端。养生者幸勿以为常论而忽之也。

卷之五

论运气

运气者何，十干之五运，十二支之六气也。五运也者，木火土金水也。故《气交变大论篇》黄帝问曰：五运更始，上应天期。阴阳往来，寒暑迎随。真邪相传，内外分离。六经波荡，五气倾移。太过不及，专胜兼并，愿言其始而有常名可得闻乎？岐伯稽首再拜对曰：昭乎哉问也！是明道也。此上帝所贵，先师传之，臣虽不敏，往闻其旨。

帝曰：余闻得其人不教，是谓失道。传非其人，慢泄天宝。余诚非德，未足以受至道。然而众子哀其不终，愿夫子保于无穷，流于无极。余司其事，则而行之奈何？岐伯曰：位天者，天文也。位地者，地理也。通于人气之变化者，人事也。故太过者先天，不及者后天，所谓治化而人应之也。

帝曰：五运之化，太过何如？岐伯曰：岁木太过，风气流行，脾土受邪。岁火太过，炎暑流行，肺金受邪。岁火太过，少阳火燔燎，水泉涸，物焦槁。岁土太过，雨湿流行，肾水受邪。岁金太过，燥气流行，肝木受邪。岁水太过，寒气流行，邪害心火。

帝曰：善。其不及何如？岐伯曰：悉乎哉问也。岁木不及，燥乃大行。岁火不及，寒乃大行。岁土不及，风乃大行。岁金不及，炎火乃行。岁水不及，湿乃大行。是故运气有胜复，胜复之作，有德有化，有用有变，变则邪气居之。故非其位则邪，当其位则正。邪则变甚，正则微。当其位者，木运临卯，火运临午，土运临四季，金运临酉，水运临子。所谓岁会，气之平也，是谓太乙天符。非其位者，岁不与会也。土运之岁，上见太阴。火运之岁，上见少阳少阴。金运之岁，上见阳明。木运之岁，上见厥阴。水运之岁，上见太阳。所谓天之与会也。一者天会，二者岁会，三者运会。故太①过而同天化者三，不及而同天化者亦三。故曰无失天信，无逆气宜，无翼其胜，无赞其复，是谓正治。热无犯热，寒无犯寒，以平为期。故岐伯曰：时必颐之，犯者治其胜也。故犯热治以咸寒，犯寒治以甘热，犯凉治以苦温，犯温治以辛凉，养生之关系正于此。故曰不知年之所加，气之盛衰，虚实之所起，不可为工矣。

岐伯曰：天气不足，地气随之。地气不足，天气从之。运居其中而常先也。夫五运之政犹衡也，高者抑之，下者举之，化者应之，变者复之。此生长化收藏之理，气之常也。失常则天地四塞。故五运生岁之纪，各有先天后天正化之法。太过不及，郁极乃发，各待时而作。故曰：知其要者，一言而终。不知其要，流散无穷。此之谓也。

六气也者，风暑火湿燥寒也。上以此六气而为司天，下以此六气而为司地。运居其中，而为天地万物安危之造化也。故《天元纪大论篇》黄帝问曰：天有五行，御五位以生寒暑燥湿风。

---

① 原本"太"作"大"，据"五运六气"习惯用法改。

人有五脏，化五气以生喜怒忧思恐。论言五运 [①] 相袭而皆治之，终期之日，周而复始，余已知之矣。愿闻其三阳三阴之候，奈何合之？鬼臾区稽首再拜对曰：昭乎哉问也！夫五运阴阳者，天地之道也。万物之纲纪，变化之父母，生杀之本始，神明之府也，可不通乎！故物生为之化，物极谓之变，阴阳不测谓之神，神用无方谓之圣。夫变化之为用也，在天为玄，在人为道，在地为化。化生五味，道生智，玄生神。神在天为风，在地为木。在天为热，在地为火。在天为湿，在地为土。在天为燥，在地为金。在天为寒，在地为水。

是故木火土金水，神在其中。而命曰少阴君火，是为六气。故自岁前大寒至春分，厥阴风木，为初之气。春分至小满，少阴君火，为二之气。小满至大暑，少阳相火，为三之气。大暑至秋分，太阴湿土，为四之气。秋分至小雪，阳明燥金，为五之气。小雪至大寒，太阳寒水，为终之气。而定于四序，故曰终期之日，周而复始者也。

居岁运之下，而谓之司地。岁运之上者，谓之司天。故辰戌之岁，太阳寒水司天，太阴湿土在泉。卯酉之岁，阳明燥金司天，少阴君火在泉。寅申之岁，少阳相火司天，厥阴风木在泉。丑未之岁，太阴湿土司天，太阳寒水在泉。子午之岁，少阴君火司天，阳明燥金在泉。己亥之岁，厥阴风木司天，少阳相火在泉。故天之六气，动而不息，居于岁运之上，故五岁而右迁，以应地之五气。盖天气不加临于君火，而以六加五，则五岁而余一气，故右迁加临相火也。故曰上者右行，以六期为一备终。下者左行，以五岁为一周天，余而复会。故动静相召，

---

① "五运"原本为"五气"，此据《素问·天元纪大论篇》改。

上下相临，阴阳相错而变由生也。

岁运于中位，相得则和，不相得则病。故治病者，必明天道地理，阴阳更胜，气之先后，人之寿夭，生化之期，乃可知人之形气矣。运气所主民病治法，古方一十六道，备载于十三卷中。其所谓以热治热无犯司气，以寒用寒无犯司气，温无犯温，凉无犯凉之剂也。若夫气，春病凉，夏病寒，秋病温，冬病热，则当依六气本标内淫之法，治热以寒，治寒以热，治温以凉，治凉以温而平之。

司天之气，有南政北政之异，其详以具《脉论》中。大抵司天者，主初之气至三之气。司地者，主四之气至终之气。气交互变，岁运举抑，或和□病，上应五星，中合五音，下应五谷五味五虫，岁物灾眚生长化成收藏。九宫分野所向不同，灾祥各异。善推步者，如指诸掌。

岐伯曰：身半以上，其气三矣，天之分也，天气主之。身半以下，其气三矣，地之分也，地气主之。以名命气，以气命处而言其病。故上胜而下俱病者，以地名之，下胜而上俱病者，以天名之。天气主胜，地气主复，无胜无复则无常数，病衰乃止耳。

六气之于六脉也，手足厥阴风木，手足少阴君火，手足少阳相火，手足太阴湿土，手足阳明燥金，手足太阳寒水，内脉外也，与六气相应则百病之所属也。故百病之于六气，犹六十四卦之于八宫也，其为要道乎！请试论之。且以今岁泰定三年丙寅，少阳相火司天，厥阴风木在泉言之。地气扰动，风乃暴举。木偃沙飞，炎火乃流。阴行阳化，雨乃时应。火木同德，上应荧惑岁星。民病热郁咳逆呕吐，胸臆不利，头痛身热，昏愦脓疮聋瞑，血溢衄衊，喷嚏呵欠喉痹目赤，善暴死。如是诸证，悉皆有之。特随方受气，微甚不同。一家一身，劳逸强弱之异。故大暑前后，暑药绝市，棺木断行。有一村一巷，同日暴卒一十七人。少年者目见耳闻，数千里之内，莫不皆然。至于洋海舟居之人，亦不免其灾厄。况运居二六之气之中，岁水太过，邪害心火，民病身热，烦心躁悸。是岁也，则当治热以寒，无翼其胜，以平为期也。或者以热用热而犯司气，以致枉夭矣。悲夫！以上岁时水旱，民病药谬，众共见闻，此当岁司气之验也。大抵运气之用，假令太阳司天之岁，患者病少阳之证者，只以少阳之法治之，余皆仿此。于是平运气之道，医工日用，不可须臾离也。粗工不得其传，患家莫识所误。并入此卷，用晓后昆。

论标本

标本者，犹言枝干也，故《素问》六气司天云：标在上，本在下。盖每岁司天六气，加临于地之六气之上也。标本之义，其用不一。有六经之标本者，六淫之来者谓之本，六经之受者谓之标。有六气之标本者，太阳寒水标热而本寒，是亦标在上本在下也。阳明燥金不从标本而从乎中也。少阳相火标本皆热。太阴湿土标本皆阴。少阴君火标阴而本热。厥阴风木不从标本而从乎中也。有内外之标本者，皮毛血脉肌肉筋骨谓之标，心肝脾肺肾谓之本。有医人病人之标本者，以医人为标，病人为本。有五行制化之标本者，风为标，火为本。有脉候之标本者，手经为标，足为本。推而广之，则无所往而不在。余故言标本者，如长短轻重之权衡尺度也。读医书而不明此，则义无以通也。治百病而不明此，则无以识先后也。况乎名实内外彼此之异散见诸书，据方之士不得其传而以为虚文。由是逆从缓急先后之治，不能不惑矣。惑而不敢妄治则是也，而其奈妄治何？

岐伯曰：有其在标而求之于标，有其在本而求之于本。故治有取标而得者，有取本而得者，有逆取而得者，有从取而得者。故知逆与从，正行无问。知标本者，万举万当。不知标本，是为妄行。

夫阴阳逆从标本之为道也，小而大，言一而知百病之害。少而多，浅而博，可以言一而知百也。以浅而知深，察近而知远，言标与本，易而勿及。此岐伯之叹辞也。又云：先病而后逆者治其本，先逆而后病者治其本，先热而后生病者治其本，先热而后生中满者治其标，先病而后泄者治其本，先泄而后生他病者治其本。必且调之，乃治其他病。先病而后生中满者治其标，先中满而后烦心者治其本。人有客气，有固气。大小不利治其标，大小利治其本。病发而有余，本而标之，先治其本，后治其标。病发而不足，标而本之，先治其标，后治其本。喻如所感之病，轻而变为重则治其标也。所感之病重而别增□外之疾，则治其本也。病势进退，则标本互施矣。

卷之六

论阴阳

阴阳之义，其说有三。有阴毒阳毒之阴阳，有阴盛阳盛之阴阳，有六经表里之阴阳。病在腑者为表，三阳经也。病在脏者为里，三阴经也。阴盛阳盛者，谓邪在表而恶寒，谓之阴盛，邪在里而发热者，谓之阳盛。所谓阴毒阳毒者，阴毒则绝无一点阳，阳毒则绝无一点阴。

又有阴中之阴者，脏受寒邪也。阳中之阳者，腑受热邪也。药性之阴阳者，五苦为阴，六辛为阳。咸味为阴，淡味为阳。又有上阳下阴，背[①]阳腹阴，寸阳尺阴，昼阳夜阴，气阳血阴，以通义理之用。若夫阴厥阳厥中风风痫等证之阴阳，并属表里之阴阳也。阴阳既明，不可不知虚实。

论虚实

医书云：虚虚实实，损不足，益有余，杀人也。故虚实之义，为医工之关键，系病者之死生。呜呼！流俗之士，例以因

---

① "背"原本作"皆"，据文义改。

病不实为虚，而不以因虚而病，病者为实。医书云：邪①之所凑，其气必虚。虚久则实。实者，言病实也。虚者，言卫虚，而寒邪凑泊于肤理之间也。既而卫气又不能胜之，邪气传入乎肌肉之分，则其病也，实矣。故《伤寒论》云："桂枝下咽，阳盛则毙。承气入胃，阴盛而亡。盖言以汗药攻里而以下药攻表，虚者愈虚而实者愈实。是以曰：当汗而下则死，当下而汗则死也。故当病实而宜汗宜下者，为人因病不实为虚，而不下不汗可乎？攻其实者，是救其虚者也。若补其虚，则是亦实其实矣。此据方之士之通患也。

岐伯曰：五虚者死，五实者亦死。五实者，脉盛，皮热，腹胀，前后不通，瞀闷。五虚者，脉细，皮寒，气少，泄利前后，饮食不入。然则前后若止，饮粥可入，亦可回生。前后不通瞀闷者，前后通腹胀减，亦可回生。其为沉疴痼疾杂病，人壮病重者可攻，人壮病轻者易散，人弱病轻者易调平。人弱病深者，先轻后重而取之，标本不相得者已之。盖病为本，工为标，议论不合，信听不一，则如之何其可也。慎哉！

论脉

脉者，元和之气象，荣卫之安危也。其道具于《素问》，而其诀明于《脉经》。前圣后贤，推论详悉，无非楷式。造进者可以知其大纲，久学则庶几融会。故唐人许学士云：思虑精则得之。吾之所解，口不能言，盖自得之妙，青出于蓝而青于蓝者矣。必也圆机之士，始能精到。若夫庸医粗工，急急于势利者，

---

① "邪"原本作"寒"，据《内经》改。

夺志分心，虽未明诸错综轻重之妙，亦须于二十四道，留意消息，则不为病隐而不为心惑也。盖脉之于病，不能掩其恶。得之于手，应之于心。得之于心，发言为辞。脉病相应，标本相得，病气无不服。古今《脉诀》精微，言外之意，则非道弘人。夫七表八里，九道二十四①脉，各主诸证，此学者之共知。及乎浮洪相类，弦紧似疑，短与动同形，结与代俱止，若非平日用意体认，临证未免自惑。至如浮而带弦或数，或如芤如实，之紧之洪，以至于长短虚促者，皆阳也。以其浮为阳而带诸阳也，则所主诸证皆属腑也。芤实滑弦洪，各带如上脉气者亦然也。沉脉为阴而带诸阴脉，其病在脏也必矣。至若沉为阴而带诸阳，则为易治。浮为阳而带诸阴，则为治也颇难。故经云：阴病见阳脉者生，阳病见阴脉者死。又于失血下利暴泄证内，脉细则生，脉大则死。盖细虽阴脉而生衰弱，病势既衰，故曰生也。经无明文，学者不可不知。

　　大抵学诊脉者，如学切字。切字者，母随韵转而韵归于母。若欲切字，须先认其三十六字母真的。则切天下之字，未有不识者。倘或道字不正，则所切皆讹矣。切脉之法，但体认二十四道脉形端的，则于诸错综之间，自然心领意会。若按图索骥则畏首畏尾，妄意臆度则无绳墨。譬如猎者诡遇，虽曰获十禽，犹作者之所不取，况司命之职乎？百艺不精则不过误身，惟医不明脉则误人性命。或者三部九候尚不知，十二经证奚为□。暑证云：脉虚弱者，热伤形而气消烁，此言久病暑气则然。暴病暑气之脉，与热病同。经不尽言，不可俱据经而疑证也。况人之脉气，往往不同。长人脉长，短人脉短，瘦人脉露，肥

----

① "四"原本为"门"，据上下文改。

人脉深，性偏急者脉弦浮，性明快者脉流利，凶狠者脉劲实，慈祥者脉和缓。反此者，不凶则吉。不摄之人，病轻脉重。有养之士，病重脉轻。忠厚之脉，往来调畅。诡僪之脉，乍浮乍沉。其余素禀暴变之不同，措外盈虚消息，虾游雀啄代止之脉，故名死证。须知痰气关格者，时复有之，若非谙练扬历，未免依经断病而贻笑大方也。盖病势消烁殆尽者，其气不能相续。而如虾游水动，屋漏点滴，而无常至者，死脉也。其或痰凝气滞，关格不通，则其脉固有不动者。有三两路乱动时有时无者，或尺寸一有一无者，有关脉绝骨不见者，或时动而大小不常者，有平居之人忽然而然者，有素禀痰病而不时而然者，有僵仆暴中而然者，皆非死脉也。

又岐伯曰必察四难而明告之者，谓春得肺脉，夏得肾脉，秋得心脉，冬得脾脉，其至皆悬绝沉啬者，命曰四逆。又甲己之岁，二运南面，论脉则寸在南而尺在北。少阴司天，两寸不应。少阴在泉，两尺不应。乙丙丁戊庚辛壬癸之岁，四运面北，论脉则寸在北而尺在南。少阴司天，两尺不应。少阴在泉，两尺不应。乃以南为上，北为下，正如男子面南受气，尺脉常弱，女子面北受气，尺脉常盛之理同。以其阴气沉下，故不应指也。六气之位，则少阴在中，而厥阴居右，太阴居左，此不可易也。其少阴则主两寸尺，厥阴司天在泉当在右，故右不应。太阴司天在泉当在左，故左不应，依南政而论尺寸也。若覆其手诊之，则阴沉于下，反沉而浮细为大。故当知年之气，左右应见。若不当沉而沉，不当见而见。故经云：尺寸反者死，阴阳交者死也。

有病热而脉数，按之不利，乃寒盛格阳，非热证也。有形证皆寒，而脉气鼓击于指下之盛者，热盛拒阴，非寒证也。

又曰：病在中，脉实坚。病在外，脉不实坚。皆不可治。其余断病，并无《脉诀》之法。人能弘道，得鱼忘筌，不惟托身鸣家，抑亦有处于采薪之忧也。

论病

病之为言，犹言并也。邪正并行于荣卫之间则为病矣。欲识其病，先诊六经，察其表里，外六内七，则风火暑湿燥寒之本定矣。病者，百疾之总名也。六淫所侵者，自腑而脏也。七情郁发者，自脏而腑也。病有专于表者，有专于里者，有出入内外者。大抵表里即阴阳，阴阳即脏腑，脏腑即荣卫，荣卫即血气也。血气者，正气也。病气者，邪气也。血气不及者，邪自外来，则六淫之气侵之。血气内使者，七情诸证起矣。故书云：天作孽，犹可违。自作孽，不可逭。盖七情者，孰能使之无，惟智者制之而病常少而轻，愚者纵之而病常多且重。故《素问》云：上工治未病，中工治已病。已病者，六淫外感，七情内侵。六淫，司天之时气。七情，百病之所作。气本病形，各有经证。未病者，望闻问切，知其病之将作，则迎而夺之也。

卷之七

论证

证者，正也，百病之名也。名正则言顺，不然则望一男子，皆可以检方用药，而何以医为。盖古之作者，各自鸣家，科目名义，初无医义，后昆受授，执以终身，开卷了了，对病还迷。故古人有云：不怕不会医，只怕不识证。今所谓证，何也？乃《素问》六气百病之机是也。不识此者，虽汗牛充栋之方，不足以供一朝之用。然则方书无用乎？孟子云：吾于武成，取二三策而已。是故明六气，推标本者，临病观色，听声切脉，三五同参。则五运太过不及，六气司天民病，仲景三百九十七法，风火暑湿燥寒之标本杂证得矣。

论治

既明运气标本，阴阳虚实，脉病与证，则治在其中矣。岐伯曰：病为本，医为标，标本相得，病气无不服。故五藏则论曰：拘于鬼神者，不可与言至德，惑于针石者，不可与言至巧。虽亲戚兄弟，亦无如之何。况夫气焰滔天，聪明自用，五神失位，六贼内成者，不别贤愚，熏莸共器，冰炭同炉，则吾何有于病哉！是必六淫不侵，七情顿已，听信无惑，针砭药饵适宜，而可以言治也。

岐伯曰：上古圣人，虽作汤液，备而不用。中古以来，道德稍衰，故服汤而愈病，况今浮薄之世乎。是以握病机，推标本者，经云万举万当。据方药，迷标本者，经云是谓妄行。盖病者必谋于医，医者必谋其术。岐黄问答，医之法也。临机应变，医之意也。以意用法，非妄意也。故望闻问切，以知其内外浅深虚实而藏诸用。则四方中央之病，于针砭药灸按蹻之法，正治反治，标本互施，故经云此治之大体也。若得其体，则虽荼苢可以疗疾。失其体，则虽金玉亦不能愈病。故桂枝承气误投，则虚者愈虚，而实者愈实矣，可不慎乎！

故当临病之时，深穷表里，是久是新，闻问详曲。病之内外，药之汗下，应病即止，不须过剂。辛甘发散外邪，酸苦涌泄内病，过则伤和。未已者，各依经证，清利渗润，以平为得。如脉静人病，内虚之故。攻之则峻，补之则热，宜禁宜忌，定志宁神，屏好恶，养阴阳，饮食入胃胃谷气乃生也。观夫贪婪之士，冒险无厌，神明已去，形器孤立。当斯之时，虽巫咸扣鼓，和缓操针，于治何补哉！孙真人云：有亡国之政者，危邦不入，乱邦不居。此也。

坟素治法，圣师答问，反复详备，唯其详备，故逆顺正反之义，散在诸篇。久学尚有经疑，骤观则未有不望涯而退者。既无措手足之地，则于是乎竞趋于杂方。而以热犯热，以寒犯寒，而莫知逆从正反之妙也。今举其要，庶使释然。

《素问》云：春温夏热，秋凉冬寒，是谓四顺，反此者谓之四逆。三部九候之脉，春弦，夏洪，秋毛，冬石谓之从，反此者谓之逆。以寒攻热，以热攻寒，谓之逆治，逆其病气而名曰正治也。以寒治寒，以热治热，谓之从治，从其病气而名曰反治^①也，故热不远热者，辛甘发散之阳，治六腑之浅邪也。酸苦涌泄为阴，治五脏之深邪也。热因寒用者，寒不纳药而热剂冷服也。寒因热用者，热势拒寒而寒剂热服也。通因通用者，下利谵语，脉实而数，用大小承气汤泻结止利也。塞因塞用者，胸满恶食泄泻，脉虚而迟，用辛甘温热之剂开上补下也。故曰：其始则同，其终则异，可使破积，可使溃坚，可使气和，可使必已。病热脉数而按之不利者，乃寒盛格阳，则治以辛热也。形证皆寒而脉气鼓击于指下之盛者，为热盛拒阴，则治以寒凉也，外似其从而内实逆治。其余四序治法，热无犯热，寒无犯寒，温无犯温，凉无犯凉，故寒者热之，热者寒之，温者凉之，散者收之，抑者散之，燥者润之，急者缓之，坚者软之，脆者坚之，衰者补之，强者泻之。

岐伯云：亢则害，承乃制。制则生化^②，外列盛衰。害则败乱，生化大病。故知风病至极，则似燥金之证而皴揭燥涩。热病至极，则似寒水之证而战栗厥逆。土病至极，则似风木之证而湿郁热发。金病至极，则似二火之证而为三消痈疽疮疡。水病至极，则似湿土之证而为腑肿肉泥。故推本至标，则知其元。从标至本，则识其所承。故医不惑于证，病不惑于药，则始可与言治矣。

故辨证在于六气，六气在于六脉，故曰内脉外色。色脉之道，审察之要也。除六经伤寒有标本化气定法，其余风火暑湿燥寒，并以六气为本百病为标。治标无翼其本，治本必推

---

① "反"原本作"返"，据《内经》改。

② "制则生化"原本作"制生则化"，据《内经》改。

其标。

以寒治热之方，寒药为君，甘苦为臣，酸为之使。以热治寒之方，热药为君，甘温为臣，苦辛为使。奇方君一臣二，君二臣三，大剂佐使，至于七与九。偶方君三臣六，大剂佐使，至于八与十。补上治上，奇偶方制以缓，且少而数服。补下治下，奇偶方制以急，且多而疏服。急者气味厚，缓者气味薄。奇之不去则偶之，偶之①不去则反佐以取之。故治热以寒，温而行之。治寒以热，凉而行之。治温以清，凉而行之。治清以温，热而行之，以顺病气也。汗药不以奇，下药不以偶。取用古方者，以此为式。对证族药者，秘诀云君多臣半，佐使者三之一。寒温热凉有毒无毒之药，各以对本气者为君，佐君者为臣，应臣者为使。此非《本草》药性之君臣佐使也。

今更采集《素问》病机司属，六气百病及处方对证之法，用为医学通例。

病机司属六气本标证治通例

风属本标
足厥阴风木，肝胆之气为本。

诸暴强直，支痛缛戾里急缩，及诸掉眩为标。

治法：经云：风淫于内，治以辛凉，佐以苦，以甘缓之，以辛散之。

热属本标
手少阴君火之热，真心小腹之气为本。

---

① "偶之"原本作"偶之之"，一"之"字为衍文，删。

诸喘呕吐酸，暴注下迫，转筋，小便浑浊，诸胀腹大之如鼓，痈疽疡疹瘤，气结，咳吐下，霍乱，瞀郁肿胀，鼻塞鼽衄，血溢血泄，淋闷身热，恶寒战栗，惊惑悲笑，谵妄衄蔑血汗，及诸痛痒疮疡为标。

治法：经云：热淫于内，治以咸寒，佐以甘苦，以酸收之，以苦发之。

湿属本标

足太阴湿土，脾胃之气为本。

诸痉强直，积饮痞膈中满，霍乱吐下，体重胕肿，肉如泥，按之不起，及诸湿肿满为标。

治法：经云：湿淫于内，治以苦热，佐以酸淡，以苦燥之，以淡泄之。

火属本标

手少阳相火之热，心包络三焦之气为本。

诸热瞀瘈，暴瘖冒昧，躁扰狂越骂詈，惊骇胕肿疼酸，气逆冲上，禁慄如丧神守，嚏呕疮疡，喉痹耳鸣及聋，呕涌溢食不下，目昧不明，暴注润瘈，暴死为标。

治法：经云：火淫于内，治以咸冷，佐以苦辛，以酸收之，以苦发之。

燥属本标

手太阴燥金，肺与大肠之气为本。

诸涩枯涸，干劲皴揭，气膹郁，病痿为标。

治法：经云：燥淫于内，治以苦温，佐以甘辛，以苦下之。

寒属本标

足少阴寒水，肾与膀胱之气为本。

诸病上下所出，水澄澈清冷，癥瘕癫疝，坚痞膈满，急痛下利清白，食已不饥，吐利腥秽，屈伸不便，厥逆禁固，及诸寒收引为标。

治法：经云：寒淫于内，治以甘热，佐以苦辛，以咸泻之，以辛润之，以苦坚之。

卷之八

类方叙略

古今方书，皆以风为百病之先者，盖一年六气，厥阴风木为初，火暑土金水之势为之次也。《养生主论》既以夫妇为先，则当自婚合孕育婴幼童壮衰老，次第类方，庶与前后桴鼓相应。至于伤寒疫疠，惟载六经常用调理数法。五运立岁，六气司天，各其时行民病之治，然后备述痰证一条，陆续内外常用有验之药。倘未足用，更采名方，依本治标，无翼其胜，无赞其复，以平为期。更能推步精微，则自然纵横妙用。

婚合门

戊己丸 治新婚男子女人素禀虚寒滑泄，饮食无味，肌肉不生，多睡少寤，终日昏蒙，夜多异梦，畏寒喜热，吃食呕吐清水，状如翻胃。养脾开胃，滋血气，长肌肉，化精益髓，补暖丹田，老幼当①人，皆可服之。

茴香三两，拣净 甘草一两，炙 浮椒五两，拣净即胡椒也 人参

① 当人：当病之人。

一两　白术二两　朱砂半两，细研　白茯苓三两，去皮　香附子三两炒，去毛

上为细末，生姜汁打糊为丸，如梧桐子大。每服二三十丸，空心食前白汤送下，日二服。

肾气丸　治男子素禀虚弱，或病失将理，五损六极等伤。驻颜益寿，温补下元。

生地黄八分　肉桂二分　白茯苓去皮，四两　泽泻三分　大附子炮去皮脐，三分　干山药四分　山茱萸去籽，三分　牡丹皮三分

上为末，炼蜜为丸，如梧桐子大。每服三十丸，温酒盐汤空心任下。忌生萝卜牛肉生葱。

如圣丹　治妇人赤白带下，月经不来，不能成孕。

白矾　蛇床子

上二味，等份为末。醋糊为丸，如弹子大，胭脂为衣。薄绵裹，留绵带二尺许，打一大结，长留在后。只以绵裹药丸，深入玉户中。定坐半日，热极再换。大抵月水不通，赤白带下，多因子宫不洁。服药难效，下取易痊，又且效速而无伤脏气，明理信士自识其要也。

当归散　治妇人月经将来或将尽，前后数日腹痛。

当归　延胡索　没药　干红花

上等份为细末。温酒调下二钱，日再进。

蚕沙散　治血山崩。

蚕沙不拘多少拣净

上一味为末，每服三钱，温酒调服。

又方　贯众去须毛，剉碎。每服三钱，酒煎服，立效。

双和散　治一切大病之后虚劳乏力。补血益气。

黄芪　熟地黄　当归　川芎各一两　肉桂二分　白芍药三

两半　甘草三分　人参三钱①

上为㕮咀，每服四钱。水一盏，姜三片，枣二枚，煎七分，去滓温服。男子妇人同法。

鳖甲地骨皮饮　治病后食力未复，邪热未除，房劳虚损及一切骨蒸盗汗。服之即效。男女皆可服。

鳖甲　秦艽　柴胡　枳壳　知母　当归　地骨皮

上七味等份，共为㕮咀，每服三钱至四钱。水一盏，姜三片，乌梅一个，桃柳头各七个，煎七分，去滓空心午前临睡各热服，滓再进。并忌色欲贪婪，酒醋鱼腥，烧炙煎煿，芋头山药，热面胡椒性热等物。童男室女同法。不禁忌，虽效亦为徒然。此药亲用三十余年，入口即效，以瘥为度，不拘年月，久服成功。

孕灵丸　治妇人子宫久冷，无子。

杜仲　大附子　石菖蒲　秦艽　细辛　苦桔梗　川牛膝　厚朴　半夏　肉桂　沙参　川椒

上件并为末，炼蜜为丸，如梧桐子大。空心温酒下五丸，午前再服。渐加至二三十丸。一月后见验，此药亲用多效。

坐宣散　治妇人血气虽壮，子宫不洁，月水不调成赤白带下，不能成孕或孕而半产不收者。

碙砂二豆大，研　枯白矾五豆大，研　紫葳干者二钱，即凌霄花也　大蓟一钱末　小蓟一钱末　山慈菇干者，一钱　当门子一豆大，另研　猪牙皂角末小钱上字

上件为末和匀，取一半同脂猪肉二钱重，细研入药末在肉，再研令极匀如泥，用细密②轻生绢一二尺，以一头缝作一小袋

---

① 原本此方均无剂量，少人参。据《医学发明》补剂量和人参。

② "密"原本作"蜜"，据文义改。

儿，长五寸许，大如食指，以肉药尽入于内，紧实，针线缝口，余绢尺余，打一大结。令妇人纳玉户令深，留一大结余绢在外，勿令缩上为害。即坐半日许，勿动身。仍先用旧布帛盛之，俟其恶水自下。未下，日夜再用，以效为度。未效，用前半剂，更自消息方便。然后多服增损四物汤及大黄膏，则自然孕成无伤。一切赤白带下，诸药不效，皆宜大黄膏，方见孕育门。

增损四物汤　治妇人禀受虚弱，或月水过多，或血少气多。久服驻颜，匀经养阴。或胸胁膜胀，腹中疠痛，经水衍期，崩伤漏下，面色青黄。安胎止痛，补虚益血。胎前产后，暴患久疾。妇人室女，并皆治之。

当归洗，去芦　熟地黄酒浸再蒸　白芍药　劳藭四味等份

上四味，名四物汤。入地骨皮、牡丹皮、白术，名增损四物汤。下血不已者，更入黄芩。每服四钱，水一盏，煎八分，去滓温服，不拘时候，日三服。

猳鼠粪汤　治男子大病新瘥，女感而病者，名阳易。

烧裈散　治妇人大病新瘥，婚合男病者，名阴易二方并见伤寒书。

三分汤　治妇人室女月事不调，寒热往来，痰嗽虚损，状若劳证。迁延岁月，不能成孕。匀经，消痰去热，和表里，养阴阳，倍饮食。

小柴胡汤方见《伤寒门》　四物汤方见上。上二药内加白茯苓、白术，各如半下许多①

上件每服四钱。水一盏，姜五片，枣一枚，煎八分，去滓，食前食后各温服。

---

① 语义不明，疑有讹误。

滋血汤 治妇人劳伤过度，冲任气虚，不能约制其经，崩中暴下，或鲜或瘀，连连不止，淋漓累月，形羸气劣，困乏之极，并皆治之。

赤石脂　海螵蛸去壳　侧柏去枝，以上各五两

上为细末，每服二钱，热饮调下，不拘时候，一日连进三服，功效如神。平生多用有准。仍服增损四物汤，滋荣养卫。如因七气所伤，血无以摄而崩者，兼服后药。

分心气饮 治男子妇人一切气疾。或临食忧恙，或事不遂意，喜怒哀乐之情，停留不散。心胸痞闷，胁胀腹满，噎塞不通，噫气吞酸，呕哕恶心，头目昏眩，四肢无力，口苦舌甘①，饮食减少，大便或秘或泄。但是男子妇人，因气致生诸疾者，除本科医治外，并用此药，升降阴阳，调顺咽膈。常服尤妙。

陈紫苏带梗四两　羌活洗去皮　半夏洗去滑　桑白皮　肉桂去粗皮　青皮去白　大腹皮　陈皮　赤茯苓　川木通去节　赤芍药　赤甘草以上各一两

上为㕮咀，每服四钱。水一盏，姜五片，枣二枚，灯心二十茎，煎七分，去滓食后温服。

孕育门

安胎饮 治胎动不安，下血，腰腹疼痛，四肢沉重懈怠及妊娠一切疾病，并皆治之。

当归洗　川芎　人参去芦　白芍药　白术去芦　甘草去皮　阿胶炒　熟地黄　黄芪　白茯苓去皮　桑寄生

---

① "甘"疑为"干"。

上等份，为咬咀。每服四钱，水一盏，煎八分，去滓温服，食前，日再进。

胶艾汤 治妊娠将摄失宜，胎动不安，腹疼下坠或劳伤脱络漏血，腰痛闷乱或因损动胎上抢心，奔冲短气，及因产乳，冲任气虚不能约制，经血淋漓不断，延引岁月渐成羸瘦。

川芎二两　阿胶剉碎令黄燥，炒二两　甘草炙，二两　艾叶微炒，三两　当归去芦，三两　白芍药四两　熟地黄酒浸再蒸，四两

上为咬咀，每服四钱。水一盏，酒半盏，煎八分，去滓热服。空心食前，日夜连进。

榆白皮散 治妊娠曾因胎漏去血，或因临产惊动太早，秽物先下，致使胎胞干燥，临产艰难。并宜服之，取效为度。

榆白皮　葵根　瞿麦各一两　川木通　火麻仁去壳三分　牛膝去苗酒浸切焙，三分

上为咬咀，每服三钱。水一盏，煎八分，去滓温服。

滑胎枳壳散 治胎孕一切恶疾，滑胎易产。妊娠至五月以上者当服。养胎益气，安和子脏。

枳壳去瓤麸炒二十四两　甘草爁，六两

上为细末，每服一钱。空心食前沸汤调下，日二服。

黄芩白术散 治妇人内热，胎孕不安。神妙。

白术去芦　黄芩去腐，等份

上为细末，每服二大钱至三钱，当归一撮同煎，数沸，去滓，不拘时候温服，日三进。能护胎清中，消痰进食。

枳壳槟榔丸 治妊娠癥瘕癖块及二者疑似之间者。久服安养胎气，消散癥瘕，调经进食。

枳壳　槟榔　黄连　黄柏　黄芩　当归　阿胶　木香

上为细末，水和丸如梧桐子大。不拘时，温饮下三十丸，

日二三服。

三物汤　治孕妇下痢脓血赤白。

白术　黄芩　当归

上为㕮咀，每服三钱至四钱。水一盏，煎八分，去滓食前温服，日夜三次服。嗽者加桑白皮，食后服之。

百花散　治孕妇咳嗽不止。

黄柏　桑白皮

上二味为细末，每服二钱。水一盏，糯米二三十粒，煎七分。款冬花烧存性，灰为末，五钱，入前药调匀，食后临睡温服。

独胜散　治孕妇疟疾。

带皮老生姜

上净洗薄切擂烂，取自然汁一中盏，用纱帛幂定。露一宿，发日天将明时分，搅匀顿服之，立效。男子亦可服。

护胎法　治孕妇一切有热，内外诸证。

伏龙肝　井底泥

灵根汤　治孕妇伤风寒，头疼身痛发热，或自汗或无汗，但在表不渴者，并宜发散。

九节菖蒲去毛　苍术米泔浸焙干刮去皮　甘草

上三味，前①二味各一钱半，甘草一钱，共四钱作一服。水一盏，姜五片，枣一枚，煎八分，去滓热服，滓连进，盖被取微汗。入带须葱白一根同煎，尤妙。一切男子老幼皆可服之。

小柴胡汤方见《伤寒门》　治孕妇表里不解，或表解后内热不

---

① "前"原文竖排为"上"，今横排改之。

除，或寒热不除，或寒热往来，并宜服之。

佛手散　治胎死口噤欲绝 *。

当归去芦　川芎洗，二味等份

上㕮咀，每服四钱。水一中盏，煎令泣泣欲干，投酒一大盏，只滚一两沸，去滓，不拘时温服。口噤者灌之。滓连进，未效再服。胎好者，母子俱安，胎伤则即便分解，此药甚妙，不须他求。又治出牙根金疮，小产，一切去血多昏晕欲倒者。去水酒煎，多服为效。

治横生　用草麻子三十粒，去壳研烂。剃去顶发一钱大厚敷。须臾觉正则去之，却敷脚心，自然顺生也。

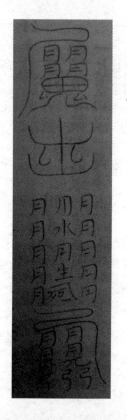

催生灵验神符　上件灵符，细研生朱书于黄薄连纸上，每遇产妇将坐草时，就灯上烧作灰，不可零碎了，急投于盏中，熟汤调化如法，至诚服之。神效。

蒲醋膏 治新产压血，逐败滋新。余制此药治血，神效，又非黑神散之可比也。月内每日一二服尤良。及疗一切恶露与血积。

真蒲黄不拘多少

上熬米醋令稠，和药成膏。每服一弹大，食前醋汤化开服。如丸服，日久干硬者，微嚼破，醋汤下。

敛阴法 治新产后产门不合。

新石灰半升，先放在脚盆内

上用沸汤冲入，乘热于上熏之，俟温用手掬清者沃淋之。未效日再用。

乌金散 治产后一十八证。

乌金子即大乌豆　肉桂去粗皮　当归去芦，洗　真蒲黄　木香青皮去白　血余头发也，净洗烧灰　赤芍药　紫葳即凌霄花也　皂荚不蛀者两荚烧灰存性　大蓟根　小蓟根　蚕退纸烧存性，新绵灰亦得　棕毛烧存性，以上各半两　干红花一两　川乌一个生用　朱砂少许细研　血竭少许细研

上件一十八味，除灰药等别研外，并为细末，入研过的药一处和匀，每服一钱。生姜汤，或芍药或凌霄花煎酒调下，甚者日夜三四服。忌鸡猪鱼羊一切生冷油腻黏滑等物。

产后一十八证病状歌

第一胎死生不下

因缠热病近经旬，壮热蒸胎子有迍。脐下痛时看顷刻，口中沫出命逡巡。唇青甲黑推三命，眼擘筋抽唤四邻。赖有乌金功力妙，酒调三服却安神。

第二产难

肠痛连明至夜时，医人无路救难危。千般汤饮施无计，万种书符效验迟。痛楚彻心何法免，昏迷忍苦没人知。试将酒服乌金散，必定平安更莫疑。

第三胎衣不下

子路衣犹在腹中，居家愁闷一心同。须知血返衣间聚，结胀衣囊在产宫。莫信凡医行取次，无过黑药有神功。连将温酒调三服，须臾血散自然通。

第四产后眼花

血犯肝时眼见花，谁人不道是风邪。狂言似鬼安知次，乱语如神莫测涯。恍惚情知看不定，警忙愁虑恐悲嗟。只消三服乌金散，定保全生不是夸。

第五产后口干心闷

因伤热物口还干，积聚心头闷不安。迷闷昏沉遭败热，惊忙困乏有憎寒。唇干口涩咽喉急，嘘吸神情语较难。性命斯须看必尽，乌金试服两三钱。

第六产后寒热似疟疾

败血流经疟一般，腑羸脏气变多端。残红痛血连心肺，击逐风邪即入肝。头痛腰疼身壮热，口干体战更憎寒。神功自有乌金散，入口逡巡便自安。

第七产后败血，四肢浮肿，寒热不定

血气油然又入肢，皮肤肿闷欲何为。还因壅沸三焦出，积恶功寻五脏衰。出气喘粗加痢涩，血肠均热莫能知。神功自有乌金散，解救临危保不疑。

第八产后血邪，如鬼神癫狂，言语无度

言辞无度岂堪闻，亲眷来看尚不分。无事向时神鬼使，空

中瞻见道神君。时时喘息多烦闷，往往憎寒败血迍。发动风魔缘气血，乌金频服命长存。

第九产后失音不语

失音不语有何迍，败血流连悮损人。羸瘦过时如本患，参差性命必沉沦。满胸奔往失方寸，流塞心王闷五魂。莫唤中风邪作气，乌金三服定通神。

第十产后腹痛

腹中疼痛几千般，嘘吸精神语不安。冷水热茶为动病，分飞相击血余残。朝朝米谷无消化，日日虚羸五脏寒。自有乌金收箧内，须知疗病不为难。

第十一产后百节酸疼

百节酸疼胸胁开，血流无处不经来。或时瘫肿人难辨，疼痛犹如百刃摧。回转举身无处忍，四肢捕缩叫冤哀。只缘五脏皆虚弱，服取乌金命不衰。

第十二产后败血似鸡肝

频频恶下似鸡肝，日食辛酸疗更难。腹痛收如刀疛刺，虚羸四体热兼寒。有时奔注当烦绝，恍惚昏沉命转难。但进乌金三两服，应时功效保全安。

第十三产后咳嗽寒热不定

余残败血积成迍，性命须臾误杀人。多因热面来相击，往往憎寒喘息频。虚乏昏沉长在枕，形骸常被痛缠身。如何不遇乌金散，便见泉台下世人。

第十四产后胸胁气满呕逆

肠中血败已成痼，气喘奔添呕逆多。恶物伤脾冲胃膈，绕心虚气汗流戈。憎寒头痛兼口苦，两脚如剜岂奈何。若要气消除胀闷，乌金功力更无过。

第十五产后小便涩

血入肠中谁得知，小便赤涩大便迟。乍寒乍热头流汗，颜若芙蓉向日晖。花发目前如碎锦，丝悬手足乱捻衣。须臾待服乌金散，莫信凡愚取次医。

第十六产后舌干，鼻中血出，绕项生斑[1]

绕项斑斑血点初，渐凝残血逆流余。败血横流伤七窍，口鼻经过似决渠。瘫结四体黄似赤，不然如麖上皮肤。若能更恋人间住，服取乌金命必苏。

第十七产后腰痛如角弓

目涩腰疼困复眠，多因残血致如然。此状缘由邪血入，昏沉恍惚睡绵绵。牙关紧处筋还急，腰脊挛时手脚挛。世号多风兼血并，乌金服取效能全。

第十八产后喉中如蝉声

喘息喉中不可堪，血传腑脏热相兼。顽涎与血相搏击，来往徐徐渐渐添。富贵此时何所恋，亲姻满座不相瞻。神功自有乌金散，灵验难思不再三。

余尝合[2]此剂，所在济人，积有年矣。但古方元有虻虫、水蛭、鲤鱼皮。余平生不忍用肉药，由是以大蓟、小蓟、紫葳代之。又去芫花、巴豆，而入蚕退纸、血竭。别撰醋煮大黄膏，临证加减，妙不可言。自得之妙，未尝语人，今既集方，故尽发此秘。

醋煮大黄膏　并治诸血证[3]

锦纹川大黄<small>不拘多少，米泔浸经宿，去粗皮，为细末</small>

---

① "斑"原本作"班"，后文不再注。

② "合"原本作"食"，据文义改。

③ 原本无"并治诸血证"，据目录补。

上一味，用陈年米醋，酌量多少，熬成稠黏，旋入大黄末，不住手搅令极匀，以磁器贮之，纸糊封口，毋致蒸发。临用量轻重虚实，入在乌金散内服之。人壮病实者，半弹子大，以下渐少。或以膏子丸如小弹子大，或如丸子大，或如皂子大，阴干收之密器。临用旋看虚实，以一丸令患人嚼破，以乌金散送之，或以热醋浸化入药服之。如寻常产后内热恶露作痛，俗名儿枕痛者，及大便不利秘结者，并煎四物汤，浸化一丸同服。如发寒热如疟内热者，煎小柴胡汤，浸化一丸服之。未效者再进，并不损人，大能活血荡秽润燥，清神开胃倍食，兼男女老幼血疾。除伤寒大病表未解者，一切服之如神。

卷之九

婴幼门

小儿变蒸俗云长意，又云牙生骨长。

婴儿初生至三十二日，为一变，生癸肾脏气，属足少阴经。

六十四日为二变一蒸，生壬膀胱腑气，属足太阳经。

九十六日为三变，生丁心脏气，属手少阴经。

一百二十八日为四变二蒸，生丙小肠腑气，属手太阳经。

一百六十日为五变，生乙肝脏气，属足厥阴经。

一百九十二日为六变三蒸，生甲胆腑气，属足少阳经。

二百二十四日为七变，生辛肺脏气，属手太阴经。

二百五十六日为八变四蒸，生庚大肠腑气，属手阳明经。

二百八十八日为九变，生己脾脏气，属足太阴经。

三百二十日为十变五蒸，生戊胃腑气，属足阳明经。

外心胞络为脏，属手厥阴经。三焦为腑，属手少阳经。二者一脏一腑，俱无形状，故不变不蒸也。

前十变五蒸已讫，又有三大蒸相继于后。

六十四日为一大蒸，计三百八十四日。

又六十四日为二大蒸，计四百四十八日。

又六十四日为三大蒸，计五百一十二日。

直至五百七十六日，变蒸俱毕，儿始成人。所以变者，变换五脏也。蒸者，蒸养五腑也。故血脉方荣，骨脉始长，情性有异。故当蒸变之时，常见儿子唇口微肿，如卧蚕形，或如珠泡子者是也。即少与乳食，不可妄投药饵，亦不可近火并针灸。但俟其候自过则安好也。

变蒸唇口形状

变生五脏，主其里　上唇有白珠泡子，身热惊悸，或呕哕，始得一日至十日，变讫。

变兼蒸生五腑，主其表　上唇微肿如卧蚕，身体头面热或乍凉，口鼻哽气吐逆脉乱，汗出时惊，多夜啼。始得一日至十三日，变蒸讫。

三大蒸通主表里　唇口干燥，咳嗽闷乱，哽气腹痛，及身体骨节皆疼，或目[①]上视，时惊悸。

如上证形，并如前说，不可妄作病治。大抵人生不问贵贱，人人必须如此变蒸，然后成人。世人不识，皆曰儿病。贫者不治不妨，富贵者治之，所以误也。但知病变多端，甚至不救者有之矣。逐一扣前日数，的非变蒸之时，然后随证服饵，始为稳当。

乳哺法

小儿百日内，或呕吐乳汁，或泻青粪者。

少壮妇人乳汁一盏　丁香十枚　陈皮去白，一钱

---

① "目"原本作"日"，误，据文义改。

上三味，用瓷器于慢火上煎一二十沸，去滓，乘儿饥时温服。未效再用乳汁煎滓服之。量儿大小，一盏作五次进。

养子十法

一要腰背暖。则不伤风寒，咳嗽，呕吐，胸满，憎寒。

二要肚暖。则免肠鸣腹痛，呕哕泄泻等疾。

三要足暖。则寒气不伤脾胃。

四要头凉。则免颅囟肿起，头缝开解，头疮目疾。

五要心胸凉。则免口干舌燥，腮红面赤，喘呼惊掣。

六者精神未完，勿看非常异物，牛马踢跳，群兽纵横，大声戏吓之事。

七者慢惊多因母食生冷滑肠动气之食，及喂冷乳，气奶伤儿脾胃，或因变蒸之时服凉药，或妄投汗剂，或宣泄食积，或用凉水缴口过多，寒伤其胃，及其吐泻发搐，或误服急惊凉药。

八者呕奶、粪色青，多因儿啼号，气噎未定便吃乳汁，气奶相搏，致伤脾胃。

九者不可频服单剂，生朱轻粉、坠痰药内合和不妨。

十者因频洗浴，生赤白丹毒。

保养婴幼法

吃热　吃软　吃少　频揉肚　稀洗浴　忍三分寒　吃七分饱—病自少

吃冷　吃硬　吃多　病常魔

不宜服凉药者七证

足胫冷　腹虚胀　粪青色　面㿠白　呕乳食　眼珠青　脉

微沉并虎口纹青黑者

不宜服热药者七证

足胫热　两腮红　大便秘　小便黄　渴不止　上气急　脉紧数并虎口纹红紫者

小儿疹痘疮三者形候

小儿疹痘疮三者，轻则名疹，重则名疮，痘如豆状。此三者，皆由五脏六腑皮膜筋肉气血骨髓等处胎受秽液之毒，人人有所不免，各禀轻重不同，故俗语谓天疮。其始憎寒壮热，身体疼痛，状若伤风伤寒，特眼慢鼻辣，多喷嚏，耳轮冷，即其证也。或好或恶，作休不常，大概如此。亦有轻重不等，若疑似之间，唯可以轻轻发散，服升麻葛根汤。如是风寒即便解利。如是痘证原不相妨。今人讹传，但是痘疮，即用此药，则误矣。

余遍览古方，小儿一科，少得专门，虽有专书，则于婴幼疮痘疹候，往往自惑。况用药一差，死不复生，于是不敢试用。晚得宿州陈君手集《婴幼摄养痘疮疹方》，详备有法，证有验，每济人，一如方所说。今及三十载矣，起死回生，端如反掌。其方不多，淮东浙右有印本，但未能广传于世。今撮其精粹要妙，类入此卷，用为全书。然则此方皆治痘疮表里不足者耳。又有名医用硝黄冷水者，皆治痘疮表里毒气太过者也。养生者，不可见其用药相背而惑之。余并书于此，以晓后昆。

余见一种毒证，头面遍身，浑如朱砂，始出即成一片，不分个数，闷乱烦躁，大便鲜血，日夜无度。又见一种毒痘，出至十二三日，口鼻闭塞，气无出路，耳眼赤然，渐次口鼻清血黡水迸然而出。此二者，固为死证，如敢以硝黄下之，则或可回生。倘一疑虑，则祸不旋踵。里俗云痘疮不可服药者，又为一蔽，详说于后。

痘疮不用服药例

婴幼痘疮始出之时，及未出之前，大便如稠黄，小便如常，或发惊或不惊，浑身壮热，或进退温热三两次，其疮透快，根红头蜡色，次第肥满。自见疮为始，至七日皆次第成脓胞，七日后次第收敛干净，至二七日后次第成靥，续续剥落。别无他候者，并不用服药。

痘疮合用服药例

婴幼痘疮将出之先，无故泄泻，或因发热而误服发汗药，或清凉解利药。或不因误服诸药，但将出至已出，已出至退剥，始终如有痒塌摇头咬牙，腹胀气促渴泻寒战，及疮出不透快或正出，忽然平隐不发。或疮痘灰色，或过一腊后不能成泡，或成泡至第三腊不能结痂。或脓或血，或湿或风热，九窍闭塞，皆有表里虚实之分，并宜急急对病选方，用药救疗，不可辗转商量，则缓不及事也。余平生所用实效，不敢以此误人性命。亦不可略服少许，即虑药热，中辍其事。必如方说，以效为度。如欲事神，亦不可废药。如神言不许服药，即是诬妄腥臊愚蒙之言，非真神也。至祝，至祝。

婴幼痘疮轻者六证

作三次出，大小不一，头面稀少，眼鼻中无，根红顶黄，肥满光泽。

婴幼痘疮重者七证

一发并出，身温腹胀，头温足冷，如蚕种纸，灰白色，稠密，泻渴。

婴幼痘疮轻变重者

先曾泻，饮冷食冷，不忌避，服凉药，行房事，烧香，饮酒，秽气触冒。

婴幼痘疮重变轻者

避风寒，常和暖，忌食毒，不燥渴，大便稠，急服药。

痘疮急服药三证 *

欲治痘疮证候，当分表里虚实。

治里虚者，十一味木香散。

治表虚者，十二味异攻散。

治表里俱虚者，二药兼服。

婴幼痘疮五种不治证

痒塌寒战咬牙，渴泻不止。

疮紫黑色，喘渴不宁。

灰白色，顶陷，腹胀，喘渴。

头温足冷，闷乱饮水。

咬牙气促，泄泻烦渴。

此五证，各犯二三者，急急依法用药，则尚可回生。

痘疮未出已出之间救里证 *

痘疮未出已出之间，或泻渴，或腹胀，或气促，谓之里虚。速与十一味木香散，以和五脏之气。

痘疮不起发救表证，表里俱有证 *

痘疮已出之间，其疮不光泽，不起发，根窠不红，谓之表虚。速与十二味异攻散，以助六腑之气。二证兼有则二药参服。

痘疮将出已出泻渴等证 *

痘疮将出已出之间，其疮不光泽，不起发，根窠不红，或泻渴，或腹胀，或气促，是表里俱虚。速与十二味异攻散，送下七味肉豆蔻丸，以救脏腑表里之虚。

痘疮始出一日至十日表里无病例 *

痘疮始出，一日至十一日，浑身壮热，大便稠黄，是表里俱实也。其疮必光泽，必起发，必肥满，必易靥而无损伤也。

痘疮禁食生冷例 *

大抵痘疮发热口干，烦渴不止者，切不可食红柿西瓜柑橘水蜜清凉剂。才有所犯，即成变坏也。倘曾有犯，急依前表里之药救之。

痘疮发热未见是否例 *

痘疮未见，先觉发热，进退疑似之间，只服升麻葛根汤，轻轻解利。如见疮后一切诸证，并一不可用。

痘疮曾经泻后失津诸证难治例 *

痘疮如经泻后，津液内耗，血气不荣，疮虽起发必不能靥，急服表里之药以救之。如身温腹胀，咬牙喘渴不止者难治。

痘疮四五日不大便治法 *

痘疮四五日，大便不通者，用肥嫩雄猪膘一块，白水煮熟如豆大，或如皂子大，与儿食之。肠脏自润，疮痂易落，切不可用凉药宣利为害。

痘疮六七日后身壮热不大便证 *

痘疮六七日后，身壮热，不大便，脉紧盛者，与三味消毒散，大便得利即止。

痘疮二三日大小不等例 *

痘疮至二三日，如粟如黍如绿豆，大小不等，渐渐似水珠光泽明净者佳。

痘疮四五日形候例 *

至四五日，疮根仍红，明净成泡者轻，稠亦无害。

痘疮六七日恶候俱全例 *

至六七日，顶陷灰白色，泻渴者重，急宜服药。如身温气促，口干腹胀，足指冷，俱全者难救，急服药。

痘疮八九日轻重形候例

至八九日，疮长足肥满，苍蜡色者轻。如寒战闷乱，腹胀烦渴，气急摇头咬牙，俱全者难治，急服药。

痘疮十日十一日当靥诸证 *

至十日十一日，疮干敛成痂，渐渐退剥也。若当靥者及腹胀烦渴者，切不可与水蜜冷物吃之。转渴而死者，急用十一味木香散救之。如欲靥未靥之间，头温足指冷，或腹胀泻渴气促，或摇头咬牙等证，速与十二味异攻散救之。或与木香散间服，更加丁香数粒为妙。或于异攻散内，更加木香、当归，以救阴阳表里，缓则不及事。

痘疮十二十三日疮痂凹凸眼内生疮 *

至十二十三日，疮痂已落，其瘢犹暗，或凹或凸，肌肉尚嫩，不可澡浴，亦不宜食炙煿五辛性毒之物，恐伤腹中。痘疮如有翳障，宜服谷精草散。

痘疮既靥壮热证 *

若疮靥之后，身壮热不止，别无他证者，服六味柴胡麦门冬散。不住者，服七味人参白术散。

痘疮靥后口疮咽痛等证 *

若疮靥之后，身壮热，大便坚实，或口舌生疮，或咽喉肿痛，皆疮气余毒未尽。服四味射干鼠粘子汤。如未愈，七味人参白术散。

风热咳嗽咽膈不利证 *

若风热咳嗽，咽膈不利者，服三味桔梗甘草防风汤。如未愈，服七味人参白术散。

涕唾稠黏身热鼻干证 *

若涕唾稠黏，身热鼻干，大便如常，小便黄赤者，服十六味人参清膈散。如未愈者，七味人参白术散。

痰实壮热大便坚实证 *

若痰实壮热，胸中壅闷，大便坚实，卧则喘急者，服五味前胡枳壳散。

前后已曾误饮食水蜜针肿疳蚀等证 *

若前后误饮食水蜜冷物，疮痂迟落，或生痛肿，针之则成疳蚀疮，脓水不绝，甚至面黄唇白，以致难愈者，盖因冷湿损脾，津液不生，荣卫涩滞，气血不能周流，凝结不散，故疮痂难落，身生痛肿也。故阳盛则补阴，木香散、丁香、官桂。阴盛则阳虚，异攻散加木香、当归。阴者，脏也，里也。阳者，腑也，表也。非水火也。

身热小渴证 *

若身热小渴者，六味人参麦门冬散治之。不愈者，七味人参白术散。

身热大渴证 *

若身热大渴者，七味人参白术散治之。不愈者，服十一味木香散。

腹胀等九证渴证例 *

若腹胀渴者，或泻渴者，或足指冷渴者，或惊悸渴者，或身温渴者，或气急咬牙渴者，或寒战渴者，或身热面晄白色渴者，或饮水转渴不已者。以上九证，即非热也。乃脾胃肌肉虚损，津液耗少故也，并宜服十一味木香散。如不愈者，更加丁香、官桂，多煎服。丁香攻里，官桂攻表，表里俱实，而疮不变坏也。

木香散性味主证 *

木香散，性温平，能和表里，通行津液，津清上实下，扶阴阳之药也。治小儿腹胀泻渴，神效。

异攻散性味主证 *

异攻散，能除风寒湿痹，调和阴阳，滋养荣卫，使痘疮易出易敛。此宿州陈君，世世用之方。今士大夫之家，无不知其神验者。余用之亦有年矣。士庶养生，毋自惑之。其为累验如神之事，不再布。

痘疮苦痒搔之脓出治法 *

痘疮若痒难任，搔之成疮，或脓或血出者，宜用败草散疗之。此物经阴阳霜雪露雨之灵气，善解疮毒，收脓渗湿敛疮，妙。又且净于牛粪灰多矣。

盖屋烂草，隔一二年者，墙上者亦可用。

上一味晒干，研为细末，糁于患处。如遍身损湿，不堪坐卧者，可以二三升，摊于席上，令儿坐卧，其效如神。

痘疮靥后燥痒治法 *

痘疮既靥，欲落不落而燥痒者。

白沙蜜_{不拘多少}

上一味，涂于疮上，其痂易落，亦不令瘢痕紫黑，妙。

卷之十

婴幼门 *

土黄散 治婴幼赤流丹毒。重者用小铍锋刺去流头赤晕恶血，然后敷药，轻者不用铍锋。

土硝一两　大黄末一钱

上件二味合和，新汲水浓调，厚敷患处。效为度。

葛根白术散 治一切赤白丹肿者。

白术一钱　茯苓去皮，三钱　木香钱半　赤芍药一钱　枳壳去瓤剉碎麸炒一钱　甘草钱半①　葛根三钱

上㕮咀，每服三钱。水一盏，煎七分，去滓，无时服。

长生丸 治婴儿七种寒证，面生㿠白，气血衰弱，大粪青色，腹胃虚冷，呕吐乳食。诸疾甚者，兼服痘疮条内青木香散，更于二药中，加丁香十枚，或加厚朴，或加陈皮。宽上实下，补脾去痰。

木香半两　槟榔一两　丁香三钱　半夏洗三钱　全蝎去毒二十个　肉豆蔻三钱，湿纸包煨　缩砂仁三钱

上为细末，稠米饮和，丸如黍米大。一周岁儿每服五十丸。

---

① "钱半"原本缺，据《小儿病源》补。

米饮下，乳汁下亦得。空腹服过半个时，方可吃乳食。再进，更量大小加减丸数。

五和汤 治婴幼七种热证，五脏积热，或腑脏内外遍身实热，腮赤口干，小便赤少，大便焦黄。

当归_{去芦，半两} 茯苓_{去皮，半两} 甘草_{半两} 枳壳_{去瓢麸炒，}七钱 大黄_{湿纸包灰火煨熟，一钱}

上㕮咀，每服三钱。水一盏，煎七分，去滓，稍热，不拘时。五岁以上者作一服，期岁以上者作三服。

惺芎散 治婴幼表邪发热，或有汗或无汗，不拘小便清利者。

茯苓_{去皮} 白术_{去芦} 人参_{去芦} 甘草_炙 苦桔梗_{去芦} 细辛_{去苗} 川芎_{洗，各等份}

上㕮咀，每服三钱，水一盅盏，煎七分，去滓，不拘时通口服。一二岁者，作二次进。

羊酥煎膏 治疮燥痒。

羖羊酮骨髓_{即羊酥}

上炼一二沸，入真轻粉少许，研成白膏，瓷盒盛之，每用涂于疮上。

韶粉散 痘疮才愈而毒气尚未全散，疮痂虽落而瘢痕暗及黑，或凹或凸，用灭瘢痕药涂之。

韶粉_{一钱} 轻粉_{一字}

上二味研细，入炼了猪脂油，和成膏，涂疮上。

痘疮靥后疳蚀疮治法 *

痘疮已靥未愈之间，五脏未安，肌肉尚虚，血气未平，复忽被风寒外邪搏于肤腠之间，则津液涩滞，故成疳蚀疮。宜用雄黄散、绵茧散等药治之。如不愈者，溃骨伤筋以伤人也。

雄黄散　治小儿牙龂生疳蚀疮。

雄黄十分　铜绿一钱

上二味同研，极匀细，以少许敷患处。

绵茧散　治小儿遍身上下等处，疳蚀疮、脓水不绝。

空蚕茧须是出蚕蛾了者

上一味，不拘多少，入研细白矾令满，炭火上烧令白矾汁尽，取出研细。每用，干贴疮口。

升麻葛根汤　治小儿痘疮未出，发热不已，解利风寒。

白芍药一两　川升麻一两　甘草一两　葛根一两半

上为㕮咀，每服三钱。水一盏半，煎六分，去滓，不拘时温服，更量儿大小加减。

十一味木香散　治痘疮里虚诸证 *。

木香三钱　大腹皮三钱　肉桂去粗皮　前胡去芦　陈皮去白丁香　诃子肉　人参去芦　半夏姜制　赤茯苓去皮　甘草炙，以上各三钱

上为㕮咀，每服三钱。水一盏，姜一片，煎六分，去滓，稍热，空腹服。量儿大小加减。

十二味异攻散　治痘疮表虚证 *。

木香二钱　肉桂去粗皮，二钱　当归去芦，二钱半　人参去芦，二钱半　茯苓去皮，二钱　陈皮去白，二钱半　厚朴姜制，二钱半　白术去苗，二钱　半夏洗，一钱半　丁香二钱半　肉豆蔻二钱半　附子炮制，去皮。一钱半

上为㕮咀，每服三钱。水一盏，姜三片，枣五枚，煎七分，去滓，稍热，空腹服。三岁儿分作三次服，五岁作二次，一周

二岁作三五次服。

七味肉豆蔻丸 治痘疮泄泻 *。

木香三钱　缩砂仁三钱　白龙骨半两　诃子肉半两　赤石脂七钱半　枯白矾七钱半　肉豆蔻半两

上为末，面糊丸如黍米大。一周岁儿服三五十丸，三岁儿服百丸。并不拘时，温饮汤下。

人参麦门冬散 治痘疮杂证 *。

麦门冬去心，一两　人参去芦，半两　甘草炙，半两　陈皮去白，半两　厚朴姜制，半两　白术去芦，半两

上为咬咀，每服三钱。水一盏，煎八分，去滓，不拘时温服。更量儿大小增减。

柴胡麦门冬散 治痘疮杂证 *。

柴胡去苗，二钱半　龙胆草一钱一字　麦门冬去心，三钱三字　甘草炙，二钱半　人参去芦，二钱半　玄参二钱半

上为咬咀，每服三钱。水一盏，煎六分，去滓，稍热，量大小增减，不拘时服。

消毒散 治痘疮风热 *。

牛蒡子炒，二两　荆芥穗二钱半　甘草炙，二钱半

上为咬咀。每服三钱，水一盏，煎六分，去滓。不拘时，稍热，量大小增减服。

射干鼠粘子汤 治痘疮风热 *。

鼠粘子炒，一两　甘草炙，二钱半　升麻二钱半　射干二钱半

上为咬咀，每服三钱。水一盏，煎六分，去滓，时时服。

桔梗甘草防风汤 治痘疮风热 *。

桔梗苦者　甘草炙　防风

上三味，等份为咬咀，每服三钱。水一盏，煎六分，去滓，

不拘时温服。量大小加减。

人参清膈散　治诸热*。

人参去芦　柴胡去苗　当归去芦　赤芍药　桑白皮炒　知母
白术去芦　黄芪蜜炙　紫菀　地骨皮拣尽，以上十味各二钱半　茯
苓　甘草　桔梗苦者，各①一两　黄芩去腐，半两　石膏一两半
滑石一两半

上为叹咀。每服三钱，水一盏，姜三片，煎六分，去滓，
不拘时，稍热服。量大小增减。

前胡枳壳汤　治风秘*。

前胡去苗，一两　枳壳去瓤麸炒　赤茯苓去皮　大黄湿纸煨
甘草炙，以上各半两

上为叹咀，每服三钱。水一盏，煎六分，去滓，不拘时，
稍热服。量大小增减。

人参白术散　治痘疮杂证*。

人参去芦　白术去芦　木香　葛根二两　藿香叶　白茯苓
甘草炙，以上六味各一两

上为叹咀，每服三钱。水一盏，煎六分，去滓，不拘时温
服。量大小增减。

谷精草散　治痘疮眼疾*。

谷精草一两　生蛤粉二两　生黑豆皮三钱

上为细末，猵猪肝一叶，用竹刀批作片子，掺药在内。荷
叶包，草系定，瓷器慢火煮熟，令儿食之。不拘时候，量大小
与之。

---

① "各"原本无。据《小儿痘疹方论》补。

小儿斑疹形候 *

小儿斑驳疹毒之病，状如蚊虻所啮，其证亦系胎受，秽液蕴积于肺胃之间，因时气所作熏发，头疼壮热，咳嗽连声不已者是也。

葛根麦门冬散 治小儿热毒斑疹，头痛壮热心烦。

葛根三钱 麦门冬去心，三钱 石膏半两 人参去芦，三钱 赤芍药二钱 川升麻二钱 甘草炙，二钱 茯苓去皮，二钱

上为㕮咀，每服三钱。水一盏，煎六分，去滓，不拘时温服。量大小增减。

生地黄散 治小儿斑驳疼痛，身热口干，咳嗽心烦。

生地黄洗净，半两 杏仁汤浸，去皮尖，麸炒黄 款冬花去梗，各三钱 麦门冬去心，七钱 陈皮去白，三钱 甘草炙，二钱半

上为㕮咀。每服三钱，水一盏，煎六分，去滓。不拘时温服，量大小增减。

惺惺散 治小儿风热斑疹，及时行头疼壮热，目涩多睡，咳嗽喘粗。

桔梗苦者，去苗 好细辛去叶 人参去芦 甘草炙 白茯苓去皮 川芎 白术去芦，以上七味各一两

上为㕮咀，每服三钱。水一盏，薄荷五叶，姜二片，煎六分，去滓，不拘时，稍热服。量儿大小增减。

小儿痘疮论例 *

大抵小儿所苦者痘疮。身受痛苦，又不得食五味五辛，腹

中常不能饱，脓水出多，血气衰少，渐自瘦弱。至十三日，疮当作靥，其痂欲退而不脱尽，正宜将养爱护。亦不可谓其疮毒未尽，妄用凉药解利，伤动脾胃，则血气转虚，烦渴不能食，以致困危者多矣。

宜服七味人参散证 *

疮既成痂，身热不退者，谓之虚热。宜服七味人参白术散，解热生津。

宜服六味人参散证 *

如泻渴虚烦者，宜服六味人参麦门冬散。

宜服十一味木香散性味例 *

如足冷者，只宜十一味木香散。此药虽有丁香、官桂之温，亦有前胡之凉。是和表里宽上实下之妙也。

痘疮虽靥忌热汤洗浴法 *

痘疮虽靥，其痂脱尽，而瘢肉尚嫩，更过月余，方可澡浴，切不可用热汤，恐生赤流丹毒，亦不可太①冷，恐生湿毒疮肿，宜以荆芥汤温洗之即已。

---

① "太"原本作"大"，据文义改。后文对此不再注。

乌豆麦门冬汤 *

痘疮之后，眼目赤肿，瘾涩疼痛，泪出羞明者宜服。

乌豆小者二两　麦门冬去心一两

上二味，用水三升，一处煮豆烂。将药汤放温，时时抄与儿服，乳母却食乌豆、麦门冬。如三五岁儿，令其自食之。乌睛突高者难治。

但痘疮欲出已出前后，才有泄泻，即便服木香散。余多见痘疮尽脱完备，嬉戏之间，忽然不救者。盖日前有病，不曾服药故也。戒之。

痘疮出后忌烧香法 *

痘疮已出，凡辟秽气，并不得烧一切沉檀脑麝，乳香，降真，惟可烧大黄苍术为妙。

延寿丹　治小儿急慢惊风。胃受惊气，腹疼盘肠内吊，鸦声邪叫，角弓反张，眼或视上，手足搐搦，痰潮涎塞不醒。或一切心神闷烦，睡卧不安。及男子妇人，心志不宁，怔忡惊悸，中风涎壅，手足偏废，麻木不仁，并宜服之。周岁儿每服一粒，婴儿半粒，用薄荷汤浸软磨化，乳后服。伤风疹痘，俱不妨碍，药性温平。大人每服三五粒，食后临睡，薄荷汤下。

大南星去皮、脐，一两　白附子一两　蛇黄四个，火煅，醋淬研辰锦生砵半两，细研　当门子半两，别研

上件各为细末，和匀，丸如鸡头肉，依大。前汤事服饵，糯米粉糊为剂。

桃花散　治婴幼百日内外，风热相搏，或因母多食烧炙煎煿，性热胎毒，致作天吊鸦声邪叫，角弓反张，寒战壮

热，发歇不已者。

大蓝花阴干　红桃花阴干　蝎梢去毒　自死僵蚕炒去丝　白附子以上各等份

上为散，用黄甘竹沥一合，酒半合温温调下一字，立效，乳母仍忌炙煿热面等。

合囟散　治婴幼囟门不合。

防风去芦　白及　柏子仁各等份

上为散，以乳汁浓调少许，厚敷囟上，复时再换。甚者更以紫皂帛缝阔带箍住，庶不纵开，抑亦耐惊。医书云：囟门百日不合不成人。戒之。

天竺黄散　治小儿一切惊热，面赤痰涎壅盛。

天竺黄一分　大黄半两，蒸　朱砂半钱，别研　马牙硝三分，研　郁金三分，一分生一分炮一分煮熟焙

上为散[1]。每服临睡，蜜熟水调下。五岁以上者半钱，大人一钱半。小儿惊风阳痫，入薄荷自然汁同调。量大小增减。

又天竺黄散[2]　治小儿疳劳，骨蒸潮热。

宣连末　生犀末

上各等份为散。五岁以上者，每服半钱，温童子小便，空心午前临睡，三次调服。重者不过十服，热退大效。

秦艽散　治小儿不时发热渐瘦，遂成骨蒸劳证。

秦艽洗去沙土　道地柴胡去苗洗净　甘草炙　牛蒡子炒令香熟，以上各半两

上为细末，熟汤调下。十岁以上，每服半钱。渐小者，量

---

① “上为散”至“芦荟丸”条前段文字，原本位置在“消肿丸”及“又方”条后，错简，据目录和上下文内容移。

② 此方中并无“天竺黄”，名实不符，疑药味不全。

与服。神效。

芦荟丸 治小儿八般疳疾。

芦荟研 宣连去须为末 水银 瓜蒂为末 陈皮 蜗牛壳

麝香 当门子别研 龙脑别研 朱砂别研，同水银再研不见星 犀

角为末 蟾酥剪辟同草药一处为末 蝉蜕去土为末

上等份为细末，糊丸如黄米大。三岁以上三五丸，五岁
五六丸。脑疳即鼻痒，黄连汤下。肺疳即上气喘促，陈皮汤下。
食疳即吐泻，生姜汤下。脾疳即羸瘦，枣汤下。气疳即肚胀，
青皮汤下。筋疳即泻血，盐汤下。肝疳即目涩，甘草汤下。骨
疳即爱卧冷地及吃泥土，茶清下。奇妙不可尽述。

五灵散 治小儿走马疳，渐渐臭气，或连腮近耳坏烂，并
不知痛。致于曾有人落去下颊，数日方死者。

梧桐泪 定粉 雪白砒霜 当门子以上各等份

上各研细，再研和匀。先洗糁患处，一日未效，再煎甘草
汤洗净，再糁。以知痛见血出者，肉渐生长而愈。

消肿丸 治小儿遍身浮肿。

黑牵牛二两炒 青木香 青皮去白 防风去钗 槟榔各一两

上为细末，面糊丸如芥子大。每服二十丸，桑白皮汤下。
未效，次日再服。

又方 用《局方》小七香丸，同炒陈萝卜子，对停细嚼汤
下，神效。

苏白丸 治小儿卒然风寒，痰气喘促，乳食不进。

用《局方》苏合香丸，同青州白丸子，姜汁溶化对停，姜
汤调下。一岁儿服一鸡头许，渐大渐加，至一丸眼许。

雄黄丸 治小儿癫痫瘛疭，声恶嚼舌，及一切惊痫。

雌黄片子好者 真黄丹微炒，各一两 当门子别令研，一钱

上为末，再研匀。用牛乳半升，熬成膏入前药，木杵杵三五百下，如绿豆大。每服三丸，熟水下。

消毒散　治小儿毒气攻上，腮额赤肿可畏者。

皂角_{不蛀者二两去核}　天南星_{二钱生用}　糯米粉_{一合}

上同为末，姜汁调浓，涂患处。

泥金膏　治小儿一切无名肿硬炊赤，并但是诸般丹瘤热瘭湿烂。大人亦同，此法神效无比。

阴地上蚯蚓粪，熟皮朴硝，比蚯蚓粪三分之二，一处研细。新汲水浓调，厚敷患处，干再上。

昔有邻家一妮，先因脚跟冻疮不愈成臭烂，连腿红肿，骨节欲落，秽气满屋，将为委气。余用泥金膏与之，厚敷一宿，痛减八分，再敷一宿，然后洗净。用槟榔末入韶粉、龙骨、轻粉各少许，糁敷三日起行，神效。

卷之十一

童壮门

分气补心汤 治男女事不遂意，心气郁结，忪悸噎闷。或致四体浮肿，上气喘急。

大腹皮剉炒　香附子炒去毛　白茯苓去皮　桔梗去芦，各一两　川木通去节　甘草炙　前胡去苗　川芎　青皮去白　枳壳去瓤麸炒　白术去芦，各三分　真细辛去苗叶　木香各半两

上为㕮咀，每服四大钱。水一盏，姜三片，枣一枚，煎七分，去滓，食前温服。

分心气饮 治男子妇人七情所伤，方见《婚合门》。

白子散 治男子女人上实下虚，真阳衰耗，眩晕昏塞，眼赤，口咽喉冷痛，小便淋漓不通，及冒风痰潮不语，呕吐痰沫，并霍乱吐泻等证。

大附子生去皮脐　香腻滑石令研极细，各半两　大半夏汤洗，三分

上为细末，每服二钱。水一盏，姜七片，蜜半匙，煎七分，空腹冷服。霍乱加藿香，小便不利加木通、灯心、茅根同煎。此药纵有差误，亦无所害。

款冬花饮 治童男室女骨蒸劳瘦，五心烦热，四肢无力，夜多盗汗，昼少精神，面无颜色，体不光泽，饮食全少，好酸咸，口干烦渴，胸膈不利，咳嗽痰涎。

款冬花去梗 大腹子 苦桔梗去芦 乌梅各二两 肉桂去粗皮 甘草 大黄湿纸裹煨熟 枳壳去瓤麸炒 白术去芦 贝母 芍药 黄芪 紫苏陈者 柴胡去苗，各一两 地骨皮去木三两

上为㕮咀，每服四钱，水一盏，青蒿一握，乌梅一个，煎六分，去滓，食后多时，午前临睡，三次温服。如无青蒿，干者亦可，无亦不妨。房劳并宜服。

青蒿煎丸 治热劳心肺，鼻口焦干，饮食无味，有时欲睡，心胸胀满，两目多涩，四肢无力，两足酸疼，腰脚拘急，诸虚百损。

青蒿 地黄 薄荷三①味各取汁一升 童子小便二升半 当门子一分研 柴胡去苗，三两 草鳖甲即茄子，作二片焙干剉用 甘草二两 地骨皮去木一两 桃仁去皮尖四两

上件取前②药汁并小便，先煎令稠，渐渐下诸药，以文武火熬令可丸，即丸如梧桐子大。用麦门冬汤下三五十丸。不拘时，日三服。仍宜摄养为妙。

地骨皮散 治一切久新轻重骨蒸壮热，肌肉减瘦，多倦少力，夜多盗汗。

地骨皮去木洗 秦艽洗去沙土 柴胡去苗 枳壳去瓤麸炒 知母 当归 草鳖甲 甘草 青蒿

上为末，每服四钱，水一盏，桃柳头各七个，生姜三片，乌梅一个，同煎七分，去滓，空心午前临睡各热服。

---

① "三"原本作"二"，据文义改。
② "前"原本"煎"，据文义改。

酸枣仁汤　治多睡及不睡。

酸枣仁和皮微炙　人参去芦　茯苓去皮，各等份

上为末，每服一钱，水一盏，煎七分，如不要睡即热服，如要睡即冷服。

孔子大圣枕中方　治学问易忘，令人聪明。

败龟甲　龙骨　远志去心苗　九节菖蒲

上四味，等份为细末，每服一钱，酒调下，日三服。

益智散　养命，开心智

肉苁蓉酒浸　远志去心　菟丝子各三两　蛇床子二分　干地黄　人参去芦　茯苓去皮，以上各二两

上七味为细末，每服一钱，不拘时，温酒调下。忌食兔肉。

北平太守八味散　服三十日精神倍，六十日气力强，志意足。少壮素禀虚弱，或劳伤早衰多忘，服之妙。

天门冬六分　干地黄四分　桂心去粗皮　茯苓去皮，各一两　菖蒲　五味子　远志去心　石韦各三两

上八味为细末，酒或汤任调服一钱，食后。

鳖甲汤　治邪气梦寐，寤时涕泣，不欲闻人声，体中酸削，乍寒乍热，腰脊强痛，腹中拘急，不欲饮食。或因疾病之后，劳疲极。或触犯忌讳，众诸不节。妇人产生之后，月经不利，时下赤白，肌体不生肉虚羸瘦，小便不利。或头身发热，旋复解散。或一度交接，弥日困极，并皆主之。

鳖甲七枚　甘草　白薇　贝母去心　黄芩去腐，各二两　防风去钗芦，三两　麻黄去节　芍药　白术去芦各二两半　凝水石即寒水石　桂心　茯苓去皮　知母各四两　石膏六两

上十四味㕮咀，每服五钱，水一盏，煎七分，去滓温服，日三夜一，以效为度。

别离散　治男女心邪，男梦见女，女梦男，悲愁忧患，怒喜无常，或半年数月一发者。

桑寄生　白术去芦，各三两　桂心　茵芋　天雄　菖蒲　细辛去梗叶　茜根　附子　干姜各一两

上十味为细末，酒服一钱，日三次。合药时勿令妇人，鸡犬猫鼠，久病者并病家人知见。为验。

土瓜丸　治诸脏寒气，积聚烦满，寒热饮食，中蛊毒。或食生物，及水中蛊卵生，入腹而成蛊蛇，若为鱼鳖，留饮宿食。妇人产瘕带下百病，阴阳不通利，大小便不节，绝伤堕落，寒热交结，唇口焦黑，身体消瘦，嗜卧少食多魇，产乳胞中余疾，股里热，少腹中急，结痛引阴中者。

土瓜根末半升　大黄一斤，蒸熟曝干　杏仁去皮尖双仁一升
桔梗末半升

上四味为细末，炼蜜丸如桐子大，空腹服，米饮下三丸至五七丸，日三服。未效再加丸数。

治童壮[①] 下元不固遗精

韭子半斤酒浸一宿焙研为末，一两　白龙骨研，一两　黄芪炙，一两

上三味为末，酒糊为丸，如桐子大，每服二十丸至三十丸，食后盐汤盐酒任下。

治童壮男子妇人血气太过二案

昔有石工，少壮忽病头目不利，肩背拘急，合目即便泄精，四肢沉困，不欲执作，梦寝不宁。每作虚治，愈医愈甚。一日为余立巧石，承时告急。余使其翘足而坐，则其股足随气跳跃，

---

① "壮"原本无，据目录补。

如脉六动，其脉亦过位，长实有力。遂用凉膈散青木香丸互换，疏导三五次，更服三黄丸数日，平愈。

又有少壮妇人，每患头痛腹痛，十指酸疼，心志纷纷，鼻息粗盛，如近男子，即欲作合，其脉太盛，余亦用前法治愈。俗语谓其花风，后其无恙，方信余言。

衰老门

熟地黄丸 治肝肾俱虚，精血不足，眼昏黑花，迎风有泪，头晕耳鸣，眼多瞤动，或肾脏风毒下疰，腰沉重，筋骨酸疼，步履无力，阴汗盗，湿痒生疮。常服延年益寿，耐寒暑，进饮食，黑髭发，润肌肤，壮筋骨，滋荣卫。

牛膝酒浸三日，一两 当归去芦，洗，炒 川巴戟去心 苁蓉酒浸一日夜炙切，二两 山茱萸去核 枸杞子 白茯苓去皮 菟丝子淘净酒浸二日蒸研细，一两半 覆盆子二两 五味子拣净炒 川芎二两 防风去钗芦，各一两半 杜仲去粗皮蜜炙断，各一两半 肉桂去粗皮，一两 石斛去根，一两半 续断去芦，一两半 熟地黄焙干，二两

上十七味为末，炼蜜丸如桐子大，每服五十丸至六七十丸，空心食前，盐汤温酒任下。

治肝虚明目方 * 治肝虚视物不明，常服养肝明目。

生地黄三两 甘菊花去蒂，三两 枸杞子二两 巴戟去心，半两 川椒取红肉三分，炒 羌活三钱

上六味为细末，炼蜜丸如桐子大，每服三五十丸，食前米汤饮，温服。

治风毒眼翳方 * 治风毒眼昏暗，翳膜疼痛。

荆芥穗　乌蛇蜕_{炙黄}　蝉蜕_{去翅足}　羌活_{去芦}　木贼_{去节}
白蒺藜_{炒，各取刺}

上六味等份，为细末，每服二钱，食后温茶清，或温米泔调下，日三服。

七气丸　治寒气，热气，怒气，喜气，恚气，忧气，愁气。渐成积聚，坚牢如杯，心腹绞痛，不能饮食，时去时来，每发欲死，如有祸祟。寒气主吐逆，心满。热气主恍惚眩晕，失精，说物不竟而迫。怒气主上气不可忍，热痛上抢心，短气欲死，不得息。恚气主积聚在心下，不得饮食。喜气主不可疾行，不能久立。忧气主不可剧作，卧不安席。愁气主喜忘不识人语，置物四方，还取不得去处，四肢胕肿，手足筋挛捉不能举。男子诸疾，妇人同法，及产后中风余疾。

大黄_{二两半}　人参_{去芦}　半夏_{洗，去滑}　吴茱萸_{去梗}　柴胡_{去苗}　干姜　细辛_{去叶}　苦桔梗_{去芦}　菖蒲_{节密者，各二两}　茯苓_{去皮}　川芎　甘草　石膏_{研，水飞}　桃仁_{去皮尖}　蜀椒_{去开口者并目，各三分}

上十五味，或以桂心为十六味，为末，炼蜜丸如桐子大，每服三丸，渐加至十丸，温酒下，日三服。

七气汤　治忧气，劳气，寒气，热气，愁气，或因饮食为膈气，或劳气内伤，五脏不调，气衰少力。

干姜　黄芩_{去内外腐}　厚朴_{或用桂心}　半夏_{洗，去滑}　甘草　栝楼根_{或用陈皮}　芍药　干地黄_{各二两}　蜀椒_{三两，或用桔梗}　枳实_{去瓤，二两}　人参_{去芦，一两}　吴茱萸_{五合}

上十二味为㕮咀，每服四钱，水一盏，煎七分，去滓温服，日三服，不拘时。

麻豆散　治衰老脾弱，不能食，代谷润燥，神妙。

大豆黄_{二升即豆面也}　大麻子_{三升炒黄}

上二味为末一处，每服一合，饮服，日四五次，任意多少。若以芝麻代麻子亦可。

五子散　治衰老肠脏少津，及风毒燥涩，大便不通。

火麻子_{去壳}　紫苏子　松子　杏子_{去皮，尖双仁}　蔓荆子_{如无，用芝麻代之}

上五味，各等份捣烂，再和作一处，如法烂研如泥，用密器贮。每以一弹子大，稠蜜水化下，入粥内食之尤佳。每日一二次即不秘，秘甚则频服三丸。忌烧炙煎煿辛热等物。

消食断下丸　治寒冷，脏滑者并宜服。

细曲_{一升}　吴茱萸_{四两}　大麦蘖_{一升}

上三味为末，蜜丸如桐子大，每服五十丸，姜汤下。

干姜散　治胃寒不能食。

曲　干姜　豉　蜀椒_{去闭口并目}　大麦蘖_{以上各一两}

上五味，食后汤调三钱服，日三服，以能进食为度。

百效丸　治痼冷风眩，寒中手足冷，胃口寒，脐冷，百病五劳七伤。第一令人能食，二强盛，三益气，四有子。神验无比。

生地黄_{十五斤取汁}　乌头_{一百五十枚}　大豆_{三升半}

上三味，以除夕日㕮咀乌头，以酒一斗半，和地黄汁，浸乌头，至破日绞去滓，纳豆药汁中，至除日曝之，有余汁，更浸更曝，至汁尽药成。初服服二豆起，渐服至二十豆。酒下，有病空腹服，无病食后服。四时合亦得，二月三月为上时。药令人能食，益气强盛，有子，发白更黑，齿落更生。先病热人，不可服。

捻化散　治金石药毒，压热化涎，利咽喉。

黑锡　滑石_{研极细}　甘草_{末，以上各一两}　硝石_{研半两}　麝

香研一字

上件先溶黑锡如水，便入二石末，热研为细末后，冷入甘草麝香再研匀细，食后临睡，含化一捻。

家菊散 治诸般头风，大能明目。

家菊花_{黄白者去蒂根} 石膏_{研细，水飞} 牛蒡子

上三味，等份为末，每服二钱，早晚饭后，茶酒任意调服。

荆芥散 治男子妇人一切风劳冷气，补虚损。

荆芥穗_{三两} 黄芪_{蜜炙} 白蒺藜_{春，去刺} 大黄_{蒸，各一两半} 干地黄 当归_{洗，去苗} 黄芩_{去内外腐} 干姜_炮 甘草 附子_炮 芍药 破故纸 鳖甲_{洗去尘土裙醋炙黄} 草薢 防风_{去钗苗} 紫巴戟_{去心，以上各二两}

上十六味，为咬咀，每服四钱，水一盏，姜三片，煎八分，去滓，食后温服。

竹叶黄芩汤 治精极实热，眼视无明，齿焦发落，形衰体痛，通身虚热。六极之证，各主一端，惟精极者，通主一身表里。劳心劳力者，对病选方，当知此义。

竹叶_{切二升} 黄芩_{去内外腐} 茯苓_{去皮，各三两} 甘草 麦门冬_{去心} 大黄_{蒸，各二两} 生地黄 生姜_{六两} 芍药_{四两}

上九味咬咀，每服四钱，水一盏，煎八分，去滓服。

丹参丸 治腰痛及四肢冷痹疼痛。

丹参 杜仲_{剉断炒去丝} 牛膝_{去苗酒浸} 续断各三两 桂心 干姜各半两

上六味为末，炼蜜丸如桐子大，每服三十丸，紫苏汤下，日二夜一。

又腰痛方

草薢 杜仲 枸杞根_{去木，各一斤}

上三味㕮咀，好酒三斗渍之，密封罂口，于铜器中煮一日止，每日恣饮取醉，无节度。

不换金摩娑囊 治遍身风毒，燥痒搔爬不暇，随手热瘰癗疹，或藏头小疮，服一切风药，不能卒效者。余入思多年，偶制此法，虽非起死之方，实救灾疾之窘世间妙法。衰老壮年，风燥通用。

乌头□皮尖 附子□皮脐 南星□皮脐 ①

上三味，并为细末，用稠米饮渍丝瓜囊里外俱透，就于药末中滚展，令人更揉搦匀遍，曝干收用。凡有燥痒，但以此随意轻重揩擦一过，应手即效。他日再痒，仍前用之，神妙无比。

赤茯苓丸 治小便赤浊。

人参去芦 白术去芦 白扁豆去皮蒸，各半两 防己 木猪苓去皮，各三分 甘草 干葛各一分 赤茯苓去皮二两，切如棋子大，白砂蜜浸透，蒸过令干，秤一两半

上八味为㕮咀，每服三钱，水一盏，磨沉香水少许同煎。食前临卧，日三次，以效为度。

白龙骨丸 治小便白浊。

牡蛎大白者火煅赤 白龙骨

上二味，等份为末，酒糊丸如梧桐子大，每服十五二十丸，煎赤茯苓汤下。不过三五服，立效。

琥珀丸 治老人小便不通。

琥珀赤明好者

上一味，不拘多少，细研如尘，炼蜜丸如梧桐子大，每服二十丸，煎赤茯苓汤吞下。甚者倍加丸数，立通。如小便纯血，

---

① 疑三味药括号内均脱"去"字。

只以末二钱，煎灯心汤调下，三五服取差。

又方车前草方　车前子茎叶根皆可，捣自然汁半盏，入蜜一匙，和匀饮之，立通。

又方治淋漓疼痛

赤茯苓去皮，苦杖各半两　㕮咀，每服四钱，水二碗，煎去一半，作二次服，立效。更加赤芍药尤佳。

治转胞方* 　治丈夫妇人胞转八九日，不得小便。

滑石　寒水石各半斤　葵子半升

上三味㕮咀，每服一两半，水一碗，煎七分，去滓温服，以效为度。

又方治转胞　不得小便。

葱白四七茎　阿胶一两　琥珀三两　车前子

上四味㕮咀，每服一两半，水一碗，煎八分，温服。

又方阿胶汤

阿胶三两，水一碗，煎七分服。豉五合煎亦得。

治血淋小便渗痛

鸡苏　滑石　通草各五两　竹叶一把　生地黄半斤　小蓟根一两

上六味㕮咀，每服一两，水一碗，煎五分，去滓温服，日三次。

又方治血淋*

石韦　当归　蒲黄　芍药赤者，各等份

上四味为末，酒服二钱，热壮者水服，日三次。

又方白茅根汤

白茅根切，一两，水煎服，日再进。

又方大豆叶汤

大豆叶一把，煮汁顿服。

治遗尿小便难涩

牡蛎　鹿茸各二两　阿胶一两

上三味呚咀，每服五钱，水一盏，煎八分，去滓服。

治遗尿失禁　出而不觉。

上以豆酱汁和灶突墨，如豆大，纳尿孔中，亦治转胞。

治遗尿灸法　失禁，出不自知。灸阴陵泉，随年壮。

实肠散　治虚寒滑泄，水谷直泻不止。

上用平胃散方，加肉豆蔻、诃子、砂仁、茯苓、姜、枣，煎如常法，频服。

又方治滑泄 *　治虚寒滑泄不禁。

上用大川乌炮去皮脐，赤石脂细研，胡椒末各半两，干姜炮末一两，同以糊丸桐子大，每服三四十丸，米汤饮，以效为度。

又方治肾泄 *　治肾泄，每到天明，必须溏泻。

上用五味子二两炒，吴茱萸半两炒，为细末，米饮调服，效。

卷之十二

伤寒门

六经证形定例

太阳证一日二日，发热恶寒，头疼腰脊强，身痛，尺寸脉俱浮。

阳明证二三日，身热目疼鼻干，不得卧，尺寸脉俱长。

少阳证三四日，胸胁痛而耳聋，或口苦舌干，或往来寒热而呕，尺寸脉俱弦。

太阴证四五日，腹满咽干，手足自温，或自利不渴，或腹痛，尺寸脉俱沉细。

少阴证五六日，口苦舌干而恶寒，六脉俱沉。

厥阴证六七日，烦满囊缩，尺寸脉俱微缓。

故至十三日不愈者，名曰过经。但看何经脉证，则依证调理。亦不必太阳传起而至厥阴，或初得第二三经者，或只病一经不传者，或只传一二经者，当自消息标本，备问始终曾无服药。如误服丸药，则谓之坏证，治法不必论经也。

六经类证治法

太阳伤寒，发热头疼身痛，面色惨然，或腰脊强，尺寸脉俱带浮而紧，恶寒无汗，麻黄汤主之。

麻黄汤 *

麻黄去节，一两五钱　桂枝一两　甘草半两　杏仁去皮尖，双仁，五十个

上为㕮咀，每服五钱，量大小加减，不可一类。水一盏，盏之大小，随药多寡，煎八分，去滓温服，覆衣被取汗，不可太暖，汗多失津。病人素禀虚寒并冬及春，可依正方。夏至之后，并加知母半两，石膏一两，黄芩一分。强壮者，四季通加服。及始觉有病，乏医之处，秋冬即服香苏散，春夏即服麻黄葛根汤，皆可发汗解肌通用。虽非仲景正法，世俗卒然备用，亦无太过。

太阳伤风，发热头痛身痛，面色红润，尺寸脉俱浮而缓，恶风有汗，桂枝汤主之。

桂枝汤 *

桂枝　赤芍药各一两半　甘草一两　生姜一两半　大枣六枚

上为㕮咀，每服五钱，水一盏，煎八分，去滓温服，取微汗。或汤中不入姜枣，临煎每服姜五片，枣二枚，擘破同煎亦得。病人素禀壮实，并春末至夏至以前病，加黄芩，名阳旦汤。夏至后，加知母黄芩各一两，石膏二两，或加升麻半两。病人素虚寒者，不必加减。若小便数，及好酒人，不喜甘者，切不可行桂枝也。乏医去处，只依俗法，秋冬用香苏散，春夏用升麻葛根汤，风寒通不妨。除此外，余诸证俱系传经，并依正法用药。

太阳伤寒外证，而寒多热少，不烦，手足微厥，脉浮不紧

而反缓，名伤寒见风脉，烦燥者，大青龙汤主之。

大青龙汤 ＊

麻黄去节，三两　桂枝一两　甘草一两[①]　杏仁去皮尖，双仁，二十个　石膏半鸡子大

上为㕮咀，每服五钱，水一盏，煎八分，去滓温服，取微汗后不可再服。

不烦躁者，桂枝麻黄各半汤即前桂枝汤与麻黄汤对停各一半，作一服。

太阳伤风，外证具而发热多烦，脉不浮缓而反紧，名伤风见寒脉，大青龙汤主之。见伤寒见风脉条下。

阳明身热，目疼鼻干，卧不宁静，无汗恶寒，升麻葛根汤主之。

升麻葛根汤

升麻　葛根　甘草　芍药以上各等份

上为㕮咀，每服五钱，水一盏，煎八分，去滓温服。并治一切头痛身痛，壮热憎寒，甚者用煎热服，甚者冷服。又治小儿疮疹已发未发诸热。

阳明证具，有汗，微恶寒，桂枝汤主之。方见前太阳伤风条下。

阳明证具，身热汗出，不恶寒，反恶热，内实大便难，轻者大柴胡汤，重者承气汤主之。

大柴胡汤

柴胡二两　黄芩三分　芍药三分　半夏六钱三字　枳壳不制生姜一两一分　大枣二个　大黄半两

---

① “一两”原本缺，褚玄仁校本据《伤寒论》补。

上为㕮咀，每服五钱，水一盏，煎八分，去滓温服，以利为度。大便润者，去大黄。

小承气汤

大黄一两　厚朴半两　枳壳一个，炒

上为㕮咀，本法作一服，盖汉秤极轻，今宜作五服。未效再加剂服，以效为度者止后服。人壮病实者，或用大承气汤。方见少阴急下条。

少阳口苦咽干，逆气息粗，腹胀耳聋，胸胁满，寒热往来干呕，小柴胡汤主之。

小柴胡汤

柴胡去苗二两　黄芩去内外腐三分　人参去芦二分　半夏六钱一字　甘草三分　生姜三分　大枣三个

上为㕮咀，每服五钱。或汤不入姜枣，只每服姜五片，枣一枚，水一盏，煎八分，去滓温服，日三次，取效为度，多服无妨。如病传别经者，然后依经用药。唯此寒热少阳证，始终轻重不可发汗，则反谵语，只可小柴胡解表和里。胃实烦躁者，小承气汤下之。方见阳明自汗条下。

三阳合病证 *
太阳合阳明四法 *

太阳合阳明者，其病大便坚，小便利，脉浮而长，名曰脾约①，脾约丸主之。

脾约丸又名脾约麻仁丸

大黄二两，酒浸　厚朴姜制　枳壳麸炒　白芍药以上各半两

***

① "脾约"原本无，据文义补。

麻子仁_{去壳，一两半}　杏仁_{三分}

上为细末，炼蜜丸如桐子大，每服二三十丸，热水不拘时下，未效日再，加甚者至五十丸，以利为度。一切虚弱老人，并以意消息丸数。

恶寒者，升麻葛根汤主之。方见前阳明无汗恶寒条下。

白虎汤

知母_{一两半}　甘草_{半两}　石膏_{四两}

上为㕮咀，每服五钱，粳米饮汤一大盏，煎八分，去滓温服。或水一盏，入粳米百余粒煎亦得。

不恶寒，反恶热，大便秘，或谵语者，调胃承气汤主之。

调胃承气汤

芒硝_{九钱，朴硝亦得}　甘草_{半两}　大黄_{一两}

上为㕮咀，每服五钱，水一盏，先煎大黄、甘草，至七分，去滓，下硝再煎一二沸，温服。

太阳合少阳一方 *

太阳合少阳者，其病胁下硬满，往来寒热，脉浮而弦，及有余证者，并以小柴胡汤主之。方见前少阳条下。

三阳合病下利

太阳阳明合病下利一法 *

太阳阳明合病，脉浮大而长，下利者，葛根汤主之。

葛根汤

葛根_{一两}　麻黄_{三分}　桂枝_{半两}　生姜_{三分}　甘草　芍药_{各半两}　大枣_{三个}

上为㕮咀，每服五钱，水一盏，煎八分，去滓温服，覆衣取汗为度。或以姜三片，枣一枚，三分中之一，入药同煎亦得。

太阳少阳合病下利一法 *

太阳少阳合病下利，脉必浮而弦，黄芩汤主之。

黄芩汤

黄芩　芍药　甘草各三分　大枣二个

上为㕮咀，每服五钱，水一盏半，煎至一盏，中分去滓温服，以效为度。呕者，汤中加半夏，生姜，与前药等份煎服。

少阳阳明合病下利三法 *

少阳阳明合病下利，胸胁满，干呕。或往来寒热，脉长大而弦者为逆，逆者死。但长大而不弦者为顺。脉数而滑，或迟而滑者，有宿食，宜下之，小承气汤主之。方见前阳明证具身热汗出条下。

自利不渴，属太阴，四逆汤、理中丸主之。

四逆汤

附子半个　干姜三分　甘草一两

上为㕮咀，作一服，水一盏，煎七分，去滓温服。强壮人加附子半个，干姜三分，通前作一服。

理中丸

人参　甘草　干姜　白术以上各三两

上为㕮咀，每服五钱，水一大盏，煎八分，去滓温服。肾气动者，去术加桂四两。吐多者，去术加生姜三两。下多者还用术。悸气小便不利者，加茯苓二两。渴者加术一两半。腹中痛，加人参一两半。寒者，加干姜一两半。或四肢拘急，腹满下利，或转筋者，去术，加附子一枚生用。腹满脉浮者，桂枝汤主之。方见前太阳伤风条下。

腹痛者，桂枝芍药汤，亦名建中汤，即桂枝汤中，加芍药一两半是也。痛甚者，桂枝加大黄，即桂枝芍药汤中，加大黄一两是也。

少阴证七法 *

少阴恶寒，口燥舌干脉俱沉，小承气汤主之。方见前阳明身热汗出，不恶寒反恶热条下。

当用大承气汤者，于本方加大黄半两，减厚朴半两。如入芒硝者，亦半两，不入亦稳。如法温服。发热脉沉者，麻黄细辛附子汤主之。

麻黄细辛附子汤

麻黄去节，二两　　细辛二两　　附子一个

上为咬咀，每服五钱，水一盏，煎八分，去滓温服，取微汗。

若不渴，不口燥舌干而脉沉者，急温之，四逆汤主之。方见前太阳下利条[①]下。

口中和而皆恶寒，通用四逆汤。小便白色者，病形悉具也。渴者，甘草干姜汤主之。

甘草干姜汤

甘草四两　　干姜二两

上为咬咀，每服五钱，水一盏，煎八分，去滓温服。

尺寸脉俱紧，而反汗出者，为亡阳证，法当咽痛，猪肤汤主之。

猪肤汤

猪肤四两

上以水二大盏半，煎取一盏二分，去滓，下白蜜二两半，

---

① "太阳下利条"原本作"太阴下汤调"，据上下文改。

白粉一合二勺半，熬香，和令相得，温分三服。

厥阴证六法 *

厥阴筋急唇青，烦满舌卷，耳聋囊缩，尺寸脉俱沉短。若脉浮缓而寒热如疟者，必囊不缩，桂枝麻黄各半汤主之。

桂枝麻黄各半汤

用前太阳条下桂枝汤二钱半，麻黄汤二钱半，共五钱，依本方煎服。脉沉短而阴缩者，毒气入脏也。承气汤主之。方见前阳明身热汗出，不恶寒反恶热条下。甚者，汤中加大黄半两，减厚朴半两，入芒硝半两，作大承气汤主之。每服五钱为率，量大小虚实增减。

消渴，气上冲心，心中疼热，茯苓甘桂白术汤主之。

茯苓甘桂白术汤

茯苓二两　甘草一两　桂枝一两半　白术一两

上为㕮咀，每服五钱，水一大盏，煎八分，去滓温服。

饥不欲食，即吐蛔，此名蛔厥，胃冷也，乌梅丸主之。

乌梅丸

乌梅七十五个　细辛一两半　干姜二两半　黄连四两　当归
附子　蜀椒以上各一两　肉桂　人参　黄柏以上各一两半

上十味异捣罗合治之，以苦酒渍乌梅一宿，去核蒸之令熟，杵成泥，和药于臼中，入蜜，杵二千下，丸如桐子大。食后服十九至二十丸，热汤下，日三服。

或用理中丸者亦得。

阴证阳证阴毒阳毒阴阳二厥辨 *

医人谓阴证阳证者，此乃六经表里之证也。在表曰阳，在里曰阴。世人讹传，医者轻谤，遂使病家荏苒，济世之方，不能无阻于缓急之间。明理君子，当熟味之。更入阴毒阳毒二证，阴阳二厥治法，略论小柴胡汤、五积散之可否，以辨世惑。欲尽仲景三百九十七法，一百一十二方，则学者当读全书。

阳毒证三法 *

阳毒之证，或病伤寒一二日，便成阳毒者，或服药吐下，或不吐下，后变成阳毒者。其证身重腰背痛，烦闷不安狂言，或走或见鬼，或吐血下利赤黄，其脉浮大而数，面赤斑斑如锦纹，咽喉痛，吐脓血，五日可治，至六七日不可治。阳毒升麻汤主之。

升麻汤

升麻二分　犀角屑一分　射干　黄芩　人参　甘草以上各一分

上为㕮咀，作一次用。水三升，煎取一升半，去滓，饮一汤盏，食顷再服，暖复手足出汗，未解再作。咽痛者，玄参升麻汤主之。

玄参升麻汤

升麻　玄参　甘草各半两

上为㕮咀，每服五钱，水一大盏，煎至七分，去滓温服。

甚者，或有逾垣上屋，阳毒已甚，脉洪大，内外结热，舌卷焦黑，鼻中烟煤，宜用水渍法。

水渍法

上以叠布数重，新水渍之，稍掠去水，搭于胸上，须臾蒸热，又渍冷如前用，仍数易新水，日数十易。热甚者，置病人于水中，热势才退则已，亦良法也。

阴毒证三法 *

阴毒之证，或病伤寒一二日，便结成阴毒，或服药六七日以上至十日，变成阴毒，身重背强，腹中绞痛，喉咽不利，毒气攻心，心下坚强，短气不得息，烦躁不虚汗，或时郑声。郑者，言语之声郑重难发。呕逆下利，身如被杖，唇青面黑，四肢厥冷，其脉沉细紧数。仲景云：此阴毒之候也，五日可治，至六七日不可治。阴毒甘草汤主之。

阴毒甘草汤

甘草半两　升麻　当归以上各半两　雄黄　蜀椒各一分　鳖甲一两半　桂枝半两

上㕮咀，每服五钱，水一盏，煎至七分，去滓温服。如人行五里，须臾进一服，温覆取汗。毒当从汗出，即愈。未汗者，再服。

阴毒已深，疾势困重，六脉附骨，取之方有，按之即无，而一息八至以上，或不可数者，宜急用葱熨法，灼艾法于后。

灼艾法

上用净艾作炷，径三分，太小即覆穴不著，太大即浸烧生肉。或灼五十壮，多至三五百壮。脐下一寸名气海，二寸名丹田，三寸名关元，皆可灼之。如病家不忍为之，则缓不及事矣。

熨葱法

上用葱，以细索缠白上一束，如臂大，厚二寸许，即切去根须并叶如饼之状，先于火上烧一面，微热勿令灼人，即以热面搭病人脐，连脐下四围，以旧布拥隔火气，上用熨斗贮火，于葱饼上熨之，令葱饼中热气，郁郁然透其肌肉中。须臾葱坏，再易一枚。须先做三四枚，用尽或未几而病人渐醒，手足微有汗即差。更服四逆汤温其内。《伤寒活人书》云：用尽此二法不回者，不可治也。

添手握法 *

又世俗一法，用之极效。以荜茇为末，姜和热调，丸如大鸡子大二枚。两手各握一枚，并手夹在腹下两股之间，宁寝三两时，俟其四肢一身渐渐温热，直待汗出即差。秘之。然病人昏迷者难用，必须用灼艾法也。

阳厥证三法 *

仲景云：热深厥亦深。

阳厥之证，初得病时身热，至三四日后，热气方深，大便秘，小便赤，或谵语烦躁昏愦。及但别有热证而发厥者，指爪时温，此阳厥无疑也。医家病家，更勿相误。并于大柴胡汤、小承气汤、大承气汤三药，量虚实大小选用之。阳厥之脉，沉而滑，或带紧。

阴厥证四法 *

阴厥之证，初得病身不热，大便不秘，引衣自盖，或下利，或小便数，始终内外无热证，而至厥逆者，指爪常冷，则阴厥无疑也。四逆汤、理中汤主之，方见前阳明自利不渴条下。及通脉四逆汤，当归四逆加茱萸生姜汤并主之。

通脉四逆汤

甘草二两　附子一个，去皮生用　干姜二两

上㕮咀，每服五钱，水一盏，煎八分，去滓温服。未差急再煎服，脉续续应指者生。面赤者，加连须葱圆茎同煎服。

当归四逆加茱萸生姜汤

于当归四逆汤中加茱萸七合，生姜二两六钱，依本方每服五钱，煎服。

略论小柴胡汤

小柴胡汤一药，专主少阳一证，此证专主手足厥逆发热。或先寒后热，或先热后寒，或午后潮热，或只内热。或大便实，或大便稠黄滑泄，胸闷胁痛连背，胛疼，头昏目疼，干呕痰嗽，及病后痨复发热。或妇人经血适断，寒热如疟。但老幼男女，如上之证，皆小柴胡汤主之也。世俗弃而不用，旁求杂药，适自误耳。虽《活人书》中云：近世多行小柴胡，此药差寒。然其虑人于六经大病之间，表里阴阳未别，而误投于寒弱之证。余今明具于此，告毋再惑。唯经候不调者，加四物汤停服。血枯内热，日久不已者，加当归。大便秘涩者，更加大黄。男女通用。渴者去半夏人参，加赤芍药，枳壳。久病服之虽效，数服终不除根者，必入大黄，随大小虚实加用之，取微利为度。但有热证者，多服无碍，大能和表里合阴阳。病人虽久不觉有热者，但看舌上有黄苔白苔，或饮食无味者，是内热也。切勿以其寒战发热，而谓其有寒。盖医书云：邪战于表则寒，邪战于里则热。邪气出入不常，则寒热往来。其余转变活法，不能备述。养生君子，当自看性味，则知其无损有益矣。方见前少阳条下。

略论五积散

生料五积散，专主外感风寒，内伤生冷，对证无差，则可以温中发表。三日以前，恶寒头痛无汗，或恶心或不恶心，或身痛拘急，则宜用之。若三日以后，邪气入里，或因生冷停郁，内外之邪并而作热，外即不热，此等断不可依方用之也。服之则不为阳毒，则为吐血衄血，烦躁之证蜂起矣。况近世江南风俗以浸酒或酿酒，自谓脚气宜服，习以为常，服之不疑。遂致腠理疏泄，五脏壅滞，变为他证。且六经脚气寒湿二证外，未必皆用表发热性之药。世人才觉腿脚稍疼，不审是否，寒湿或因风毒流注，痰实攻作，例饮此酒，其唯狼狈不欲形容。古人云：若无终身之病，不服终身之药。今则云：无病服药，如壁中添柱。余则云：无病服药，乃无事生事也。

五积散之功非细，但用之不得其道，则如水能载舟，而亦能覆舟耳。余尝治一证，面赤恶寒，耳聋烦躁，午间必须大呕三五声，大便利赤黄水，余甚欲用此药，但虑其病杂，遂逐一治疗次第，唯面赤干呕下利，终不肯已。一日排闼而入，正见其恣食生冷菱莲，于是急簇数服，令煎一贴服之，呕声即止，粥饮即纳，不一二日，服尽瘁安。未几，有崇祥院提举余周翰，以王安谷之故，恳求诊视。余不获已而往，既见则踢然离枕曰：如大旱之望云霓也。面垢声郑，耳聋鼻塞，盛暑中衣绵着袜，其脉六部俱浮洪软缓，干呕下利，赤水无度。余即曰：余非货医之士，可就药肆赎生料五积散煎服。本官畏其麻黄，令去之煎服，不半剂下利即止，诸病顿回，遂再尽剂至于四五服，恬然无恙。后半月余，恣食生冷，其证复作，再用此剂，亦然立效，往往济人，无不辄验。但脉紧数长实，饮引不下利者，切不可轻服。兼妇人新产恶露不尽，腹中绞痛，俗云儿枕疼者，每服加桂枝，水一盏，先煎泣泣，再入好酒大半盏，煎成八分，一盏温服，立效，去麻黄服亦得。其余加减治法，并见诸家方书。

但是外感风寒，内伤生冷，心腹痞闷，头目昏痛，肩背拘急，肢体怠惰，痰饮呕逆，脾胃宿冷等证，无内热者，五积散主之。

陈皮去白，六两　桔梗去芦，十二两　苍术米泔浸，去皮，三十四两　枳壳去瓤，麸炒　白芍药　白芷　川芎　当归去芦，洗净，酒浸一宿　甘草炙　肉桂去粗皮　半夏汤洗　白茯苓去皮，以上各三两　麻黄去根节，六两　厚朴去粗皮，姜汁制　干姜以上各四两

上为㕮咀，除桂枳壳外，慢火炒令色转，摊冷。次入桂枳壳令匀。每服四钱至五钱，水一大盏，姜三片，煎八分，去滓，稍热服。如冷气奔冲，心腹脐胁胀满刺痛，反胃呕吐，泄利清谷，及痃癖积瘕，膀胱小肠气痛，即入煨姜小一块切破，盐少许，同煎。如伤寒头痛体疼，恶寒发热，无汗不渴者，入葱白带须一根，或用淡豉七粒，同煎。并随病缓急，不拘时候。

卷之十三

五运时行民病证治

六壬年方*

凡遇六壬年发生之纪，岁木太过，风气流行，脾土受邪，民病飧泄，食减体重，烦冤肠鸣，胁支满，甚则忽忽善怒，眩冒癫疾。为金所复，则反胁痛而吐，甚则冲阳绝者死。

苍术汤①

治脾胃感风，飧泄注下，肠鸣腹满，四肢重滞，忽忽善怒，眩冒癫晕，或左胁偏疼。

白茯苓去皮　厚朴姜汁制　白术　青皮去白　干姜炮　半夏汤洗　草果去壳　甘草炙，各等份

上为㕮咀，每服四钱，水一大盏，姜三片，枣一枚，煎七分，去滓，食前服，以效为度。

六戊年方*

凡遇六戊年赫曦之纪，岁火太过，炎暑流行，肺金受邪，民病疟，少气咳喘，血溢泄泻，嗌燥耳聋，中热，肩背热甚，胸中痛，胁支满，背髀并两臂痛，身热骨痛而为浸淫。为水所

---

① "苍术汤"，疑误。《三因极一病证方论》为"等术汤"。

复，则反谵妄狂越，咳喘息鸣，血溢泄泻不已，甚则太渊绝者死。

麦门冬汤

治肺经受热，上气咳喘，咯血痰壅，嗌干耳聋，泄泻，胸胁满痛连肩背，两臂膊疼，息高。

麦门冬去心　香白芷　半夏洗，去滑　桑白皮　竹叶　甘草炙　紫菀耳①　人参　钟乳粉各等份

上㕮咀，每服四钱，水一大盏，姜三片，枣二枚，煎七分，去滓，食前服，以效为度。

六甲年方 *

凡遇六甲年堆阜之纪，岁土太过，雨湿流行，肾水受邪，民病腹痛清厥，意不乐，体重烦冤，甚则肌肉痿，足痿不收，行善瘈，脚下痛，中满食减，四肢不举。为风所复，则反腹胀溏泄肠鸣，则太溪绝者死。

附子山茱萸汤

治肾经受湿，腹痛寒厥，足痿不收，腰椎痛，行步艰难，甚则中满不下，或肠鸣溏泄。

附子炮去皮脐　山茱萸各一两　木瓜干　乌梅各半两　丁香一分　半夏洗，去滑　肉豆蔻各三分　藿香一分

上㕮咀，每服四钱，水一大盏，姜七片，枣一枚，煎七分，去滓，食前服，以效为度。

六庚年方 *

凡遇六庚年坚成之纪，岁金太过，燥气流行，肝木受邪，民病胁，小腹痛，目赤眦痒，耳无闻，体重烦冤，胸痛引背，

---

① "耳"疑为"茸"。

胁满引小腹，甚则喘咳逆气，背肩尻阴股膝髀腨胻足痛。为火所复，则暴痛胁下胁，不可反侧，咳逆甚而血溢，太冲绝者死。

牛膝木瓜汤

治肝虚，遇岁气燥湿更①，胁连小腹拘急疼痛，耳聋目赤，咳逆，肩背连尻阴股膝髀②腨胻皆痛，悉主之。

牛膝去苗，酒浸　木瓜各一两　芍药　杜仲去皮，姜汁制，炒断丝　枸杞子　黄松节　菟丝子酒浸　天麻各三分　甘草炙，半两

上㕮咀，每服四钱，水一大盏，姜三片，枣一枚，煎七分，去滓，食前服，以效为度。

六丙年方 *

凡遇六丙年漫衍之纪，岁水太过，寒气流行，邪害心火，民病身热烦心躁悸，上下中寒，谵妄心痛，甚则腹大胫肿，喘咳寝汗憎风。为土所复，则反胀满肠鸣溏泄，食不化，渴而妄冒，甚则神门绝者死。

川连茯苓汤

治心虚为寒冷所中，心热躁，手足反寒，心腹肿病，咳喘自汗，甚则大肠便血。

黄连去须　茯苓各一两　麦门冬去心　车前子炒　通草　远志去心，姜汁制，炒，各半两　半夏洗，去滑　黄芩去内外腐　甘草炙，各一分③

上为㕮咀，每服四钱，水一大盏，姜七片，枣一枚，煎七分，去滓，食前服，以效为度。

---

① 疑脱字，《三因方》"更"有一"胜"字。
② "髀"原本作"骨"，据上文及文义改。
③ "一分"原本作"一半"，据《三因方》改。

六丁年方 *

凡遇六丁年委昧之纪，岁木不及，燥乃盛行，民病中清，胠胁小腹痛，肠鸣溏泄。为火所复，则反寒热疮疡，痤痱痈肿，咳而衄。

苁蓉牛膝汤

治肝虚为燥热所伤，胠胁并小腹痛，肠鸣溏泄，或发热，遍体疮疡，咳嗽肢满，鼻衄。

肉苁蓉酒浸　牛膝酒浸　干木瓜　白芍药　熟地黄　当归去芦　甘草炙，各等份

上㕮咀，每服四钱，水一大盏，姜三片，乌梅半枚，煎七分，去滓，食前服。筋痿脚弱者，镑鹿角屑同煎。

六癸年方 *

凡遇六癸年伏明之纪，岁火不及，寒乃盛行，民病胸痛，胁肢满，膺背肩胛两臂内痛，郁冒蒙昧，心痛暴瘖，甚则屈不能伸，髋髀如别。为土所复，则反惊溏，食饮不下，寒中肠鸣，泄注腹痛，暴挛痿痹，足不能任身。

黄芪茯神汤

治心虚挟寒，心胸中痛，两胁连肩背，肢满噎塞，郁冒蒙昧，髋髀挛痛，不能屈伸，或下利溏泄，饮食不进，腹痛，手足痿痹，不能任身。

黄芪蜜炙　茯神去木　远志去心，姜汁，制炒　紫河车　酸枣仁炒，各等份

上㕮咀，每服四钱，水一大盏，姜三片，枣一枚，煎七分，去滓，食前服，以效为度。

六己年方 *

凡遇六己年卑监之纪，岁土不及，风气盛行，民病飧泄霍

乱，体重身痛，筋骨繇并，肌肉瞤酸，善怒。为金所复，则反胸胁暴痛，下引小腹，善太息，气客于脾，食少味。

白术厚朴汤

治脾虚风冷所伤，心腹胀满疼痛，四肢筋骨重弱，肌肉瞤动，善怒，霍乱吐泻，或胸胁暴痛，下引小腹，善太息，食少失味。

白术　厚朴姜炒　半夏洗去滑　桂心　藿香去梗　青皮去白，各三两　干姜炮　甘草炙，各半两

上㕮咀，每服四钱，水一大盏，姜三片，枣一枚，煎七分，去滓，食前服，以效为度。

六乙年方 *

凡遇六乙年从革之纪，岁金不及，炎火盛行，民病肩背瞀重，鼽嚏，血便注下。为水所复，则反头脑户痛，延及头顶，发热，口疮心痛。

紫菀汤

治肺虚感热，咳嗽喘满，自汗衄血，肩背瞀重，血便注下，或脑户连头顶痛，发热，口疮心痛。

紫菀茸　白芷　人参　甘草炙　地骨皮　黄芪蜜炙　杏仁去皮尖　桑白皮炙，各等分

上㕮咀，每服四钱，水一大盏，姜三片，枣一枚，煎七分，去滓，食前服，以效为度。

六辛年方 *

凡遇六辛年涸流之纪，岁水不及，湿乃盛行，民病肿满，身重濡泄，寒疡，腰腘腆股膝痛不便，烦冤，足痿清厥，脚下痛，甚则胕肿，肾气不行。为木所复，则反面色时变，筋骨并臂肉瞤瘛，目视𥇀𥇀，肌肉胗发，热并膈中，痛于心腹。

五味子汤

治肾气虚，坐卧湿地，腰膝重着疼痛，腹胀满，濡泄无度，行步难，足痿清厥，甚则浮肿，面色不常，或筋骨并臂睏瘦，目视瞒瞒，膈中及咽痛。

五味子　附子_{炮去皮脐}　巴戟_{去心}　鹿茸_{燎去毛，酥炙}　山茱萸_{去子}　熟地黄　杜仲_{姜汁浸，炒断丝，各等份}

上为㕮咀，每服四钱，水一大盏，姜七片，盐少许，煎七分，去滓，食前服，以效为度。

凡六壬、六戊、六甲、六庚、六丙岁，乃木火土金水太过，五运先天。六丁、六癸、六己、六乙、六辛岁，乃木火土金水不及，为五运后天。民病所感，治之各以五味所胜调和，以平为期。

六气时行民病证治

辰戌之岁方 *

辰戌之岁，太阳司天，太阴在泉，气化运行先天。初之气，乃少阳相火加临厥阴风木，民病温，身热头疼呕吐，肌腠疮疡。二之气，阳明燥金加临少阴君火，民病气郁中满。三之气，太阳寒水加临少阳相火，民病寒及热中，痈疽注下^①，心中热瞀闷。四之气，厥阴风木加临太阴湿土，风湿交争，民病大热少气，肉痿足痿，注下赤白。五之气，少阴君火^②加临阳明燥金，民病乃舒。终之气，太阴湿土加临太阳寒水，民乃凄惨孕死。治法用甘温以平水，酸苦以补火，抑其运气，扶其不胜。

---

① "下"字原本无，据文义补。

② "加临太阴湿土……少阴君火"一段原本脱失，据《三因方》补出。

静顺汤

治辰戌之岁太阳司天太阴在泉，病者身热头痛，呕吐气郁，中满瞀闷，少气足痿，注下赤白，肌腠疮疡，发为痈疽。

白茯苓去皮　干木瓜各一两　附子炮去皮脐　牛膝去苗酒浸，各三分　防风去钗　诃子煨，去核　甘草炙　干姜炮，各半两

上㕮咀，每服四钱，水一大盏，煎七分，去滓，食前服。

其年自大寒至春分，宜用①附子，加枸杞半两。

白春分至小满，依前入附子同枸杞。

自小满至大暑，去附子、木瓜、干姜，加人参、枸杞、地榆、香白芷、生姜各三分。

自大暑至秋分，依正方加石榴皮半两。

秋分至小雪，依正方。

自小雪至大寒，去牛膝，加当归、芍药、阿胶炒，各三分。

卯酉之岁方 *

卯酉之岁，阳明司天，少阴在泉，气化运行后天。初之气，太阴湿土加厥阴风木，此下克上，民病中热胀，面目浮肿，善眠②，鼽衄嚏欠呕吐，小便黄赤，甚则淋。二之气③，少阳相火加少阴君火，民病疠大至，善暴死。三之气，阳明燥金加少阳相火④，燥热交合⑤，民病寒热。四之气，太阳寒水加太阴湿土，此下土克上水，民病暴仆，振慄谵妄少气，咽干引饮，心痛，痈肿疮疡，寒疟骨痿便血。五之气，厥阴风木加阳明燥金，

---

① "用"字疑误，为"去"。

② "服"字疑误，据《三因方》改为"眠"。

③ "二之气"原本作"二气"，据上下文改。

④ "加少阴君火……阳明燥金加少阳相火"一段原本脱，据《三因方》补。

⑤ "燥热交合"原本作"燥交合"据《三因方》改。

民气如①。终之气，少阴君火加太阳寒水，此下克上，民病温。治法宜咸寒以抑火，辛甘以助金，汗之、清之、散之，安其运气。

审平汤

治卯酉之岁，阳明司天，少阴在泉，病者中热，面浮鼻衄，小便赤黄，甚则淋，或疠气行，善暴仆，振慄，谵妄，寒疟，痈肿，便血。

远志去心，姜汁炒　紫檀香各一两　天门冬去心　山茱萸各三分　白芍药　白术　甘草炙　生姜各半两

上㕮咀，每服四钱，水一大盏，煎七分，去滓，食前服。

自大寒至春分，加白茯苓、半夏、紫苏、生姜各半两。

自春分至小满，加玄参、白薇各半两。

自小满至大暑，去远志、山茱萸、白术，加丹参、泽泻各半两。

自大暑至秋分，去远志、白术，加酸枣仁、车前子各半两。

自秋分至大寒，并依正方。

寅申之岁方 *

寅申之岁，少阳相火司天，厥阴风木在泉，气化运行先天。初之气。少阴君火加厥阴风木，民病温，气拂于上，血溢目赤，咳逆头痛，血崩，胁满，肤腠生疮。二之气，太阴湿土加少阴君火，民病热郁，咳逆呕吐，胸臆不利，头痛，身热昏愦，脓疮。三之气，少阳相火加相火，民病热中，聋瞑血溢，脓疮咳衄衊，嚏欠，喉痹目赤，善暴死。四之气，阳明燥金加太阴湿土，民病满身重。五之气，太阳寒水加阳明燥金，民避寒邪，

---

① "如"字疑误，《三因方》为"和"。

君子周密。终之气，厥阴风木加太阳寒水。民病间闷不禁，心痛，阳气不藏而咳。治法宜咸寒平其上，辛温治其内，宜酸渗之、泄之、清之、发之。

升明汤

治寅申之岁，少阳相火司天，厥阴风木在泉，病者气郁热血溢，目赤咳逆，头痛，胁满，呕吐，胸臆不利，聋瞑渴，身重心痛，阳气不藏，疮疡烦躁。

紫檀香　车前子　青皮去白　半夏洗去滑　酸枣仁　蔷薇　生姜　甘草炙，各半两

上㕮咀，每服四钱，水一大盏，煎七分，去滓，食前服。

自大寒至春分，加白薇、玄参各半两。

自春分至小满，加丁香一钱。

自小满至大暑，加漏芦、升麻、赤芍各半两。

自大暑至秋分，加茯苓半两。

自秋分至小雪，依正方。

自小雪至大寒，加五味子半两。

丑未之岁方 *

丑未之岁，太阴湿土司天，太阳寒水在泉，气化运行后天。初之气，厥阴风木加风木，民病血溢，筋络拘强，关节不利，身重筋痿。二之气，大火正，乃少阴君火加君火，民病温疠盛行，远近咸若。三之气，太阴湿土加少阳相火，民病身重，胕肿腹满。四之气，少阳相火加太阴湿土，民病腠理热，血暴溢，疟，心腹膜胀，甚则浮肿。五之气，阳明燥金加阳明燥金，民病皮肤寒气及体。终之气，太阳寒水加寒水，民病关节禁固，腰脽痛。治法用酸以平其上，甘温治其下，以苦燥之、温之，甚则发之、泄之。赞其阳火，令御其寒。

备化汤

治丑未之岁，太阴湿土司天，太阳寒水在泉，病者关节不利，筋脉拘急，身重痿弱，或温疠盛行，远近咸若，或胎腹满闷，甚则浮肿，寒疟，血溢，腰脽痛。

木瓜干　茯苓去皮，各一两　牛膝酒浸　附子炮去皮脐，各三分　熟地黄　覆盆子各半两　甘草一分　生姜三分

上㕮咀，每服四钱，水一大盏，煎七分，去滓，食前服。

自大寒至春分，依正方。

自春分至小满，去附子，加天麻、防风各半两。

自小满至大暑，加泽泻三分。

自大暑至大寒，并依正方。

子午之岁方 *

子午之岁，少阴君火司天，阳明燥金在泉，气化运行先天。初之气，太阳寒水加厥阴风木，民病关节禁固，腰痛，中外疮疡。二之气，厥阴风木加少阴君火，民病淋，目赤，气郁而热。三之气，少阴君火加少阳相火，民病热厥心痛，寒热更作，咳喘目赤。四之气，太阴湿土加湿土，民病黄瘅，鼻衄，嗌干，吐饮。五之气，少阳相火加阳明燥金，民乃康。终之气，阳明燥金加太阳寒水，民病上肿，咳嗽，甚则血溢，下连小腹而作寒中。治法宜咸以平其上，苦热以治其内，咸以软之，苦以发之，酸以收之。

正阳汤

治子午之岁，少阴君火司天，阳明燥金在泉，病者关节禁固，腰痛，气郁热，小便淋，目赤，心痛，寒热更作，咳喘，或鼻衄溢咽，吐饮，发黄瘅，喘甚则连小腹而作寒中，悉主之。

白薇　玄参　川芎　芍药　旋覆花　桑白皮炙　当归去苗

甘草炙　生姜各半两

上㕮咀，每服四钱，水一大盏，煎七分，去滓，食前服。

自大寒至春分，加杏仁、升麻各半两。

自春分至小满，加茯苓、车前子各半两。

自小满至大暑，加杏仁、麻子仁各一分。

自大暑至秋分，加荆芥、茵陈蒿各一分。

自秋分至小雪，依正方。

自小雪至大寒，加紫苏子半两。

巳亥之岁方 *

巳亥之岁，厥阴风木司天，少阳相火在泉，气化运行后天。初之气，阳明燥金加厥阴风木，民病寒于右胁下。二之气，太阳寒水加少阴君火，民病热中。三之气，厥阴风木加少阳相火，民病泪出，耳鸣，掉眩。四之气，少阴君火加太阴湿土，民病黄瘅胕肿。五之气，太阴湿土加阳明燥金，燥湿相胜，寒气及体。终之气，少阳相火加太阳寒水，此下水克上火，民病温疬。治法宜用辛凉以平其上，咸寒调其下，畏火之气，无妄犯之。

敷和汤

治巳亥之岁，厥阴风木司天，少阳相火在泉，病者中热，而反右胁下寒，耳鸣泪出，掉眩，燥湿相搏，民病黄瘅浮肿，时作瘟疬。

半夏汤洗　枣子　五味子　枳壳麸炒　茯苓　诃子炮去核　干姜炮　橘皮去白　甘草炙，各半两

上㕮咀，每服四钱，水一大盏，煎七分，去滓，食前服。

自大寒至春分，加鼠粘子一分。

自春分至小满，加麦门冬去心、山药各一分。

自小满至大暑，加紫菀一分。

自大暑至秋分，加泽泻、山栀子仁各一分。

自秋分至大寒，并依正方。

凡六气，数起于上，而终于下。岁半之前，自大寒后，天气主之。岁半之后，自大暑后，地气主之。上下交互，气交主之。司气以热用热，无犯司气。以寒用寒，无犯司气。以凉用凉，无犯司气。以温用温，无犯司气。同其主亦无犯，异主则少犯之，是谓四畏。若天气反时，可依时，及胜其主则可犯，以平为期，不可过也。

卷之十四

痰证

痰证叙引 *

痰证一条，古今未详，《素问》虽载鼻鼽辛頞喘满为热，而无治法。方书虽类五痰诸饮之异，而鲜能对证。余自幼多病，莫识其原。或偏头风、雷头风、太阳疼，自襁褓以来，遍尝头风药，其病转增。直至出幼，诸证顿除。则为头眩目运，如坐舟车，精神恍惚。或口眼㖞动，眉棱耳轮俱痒。或腮颔四肢游风，肿硬而似疼非疼。或浑身燥痒，搔之则瘾疹随生，皮毛烘热，色如锦斑，用尽风药而无效。或齿颊似痒似疼而痛无定所，或满口牙浮而痛痒不一，累谒齿科，未能奏功。或噫气吞酸，鼻闻焦臭，喉间豆腥，心烦鼻塞，咽嗌不利，咯之不出，咽之不下，或因喷嚏而出，或因举动而唾，其痰似墨有如破絮，或似桃胶，或若蚬肉，服四七汤则如水投石。其聚也，心下如停冰铁，闭滞妨闷，嗳逆连声，状如膈气，久服秘方降气汤，下丁香五套丸之属，则其病自若。寝寐则常梦刑戮众囚兵刃剑戟。

或梦入人家，四壁围绕，暂得一窦，百计透出，则失记何所。或适然梦在烧人地上，四面枯骨，烟之焦气扑鼻，不得其路而出。或不因触发，忿忿而怒，悲啼雨泪而寤。或骑马郊行，则忽见天边两月交曜。或见金光数道，急急回顾，兀无所自。往往请问医师，达者皆知为肺疾，验方用药，药罕投机。或膝或足腕，忽然酸软倒地。或腰肾骨节卒痛，呼吸难任。或四肢肌骨之间，痛如击截，即痛即止，痛无常所，乃至不时手疼麻臂，状若风湿，百药不效。秋夏夜卧光滑竹簟，但觉遍身习习不安，如卧麦芒之中，间有数处，刺然如被虫毛所蛰，或时四肢自臂以下，手足重腿，虽无痛苦，亦不能熟寐。每遇四五七八月之间，眼如姜蜇，黏湿痒涩，开阖皆难。或逢阴晴交变，则胸痞气结，闭而不发。则齿痒咽疼，口糜舌烂。及其奋然而发，则喷嚏连声，始则涕唾稠黏，次则清水如注，眼前黑暗，脑后风声，耳内蝉鸣，眼眴肉惕，备受诸苦。志气顿消，攀附无成，周流四方，遍问高医，或曰腠理不密，风府受邪，或曰上盛下虚，或曰脑寒鼻渊，或曰鬼击也，又曰尸注也，皆我所知之方，非我所苦之病。或曰治痰必先理气，理气徒然。故自南星、半夏、白术①、细辛，甚至芫花、大戟、甘遂、巴豆、铅霜、银粉，种种逐邪正气，珀麝珠沉，无所不为。或曰虚也，或曰寒也，或曰邪热也，并无一说对证。

一日于广座中，遇一眼医，年逾八旬，因道其所遇前朝贵显，备论眼科精微，至于诸风痰实，脉络朝会之妙，则余不觉避席而告其所苦。老医曰：此非药饵可疗，故难言也。余愈加恭敬至再，然后曰：吾观君气象轩昂，未可语道，盖非飞精补

---

① "术"原本作"木"，疑误。

脑之术，则不能愈也。余加礼再三，老医曰：存想作用，五气循经，变化白光，自肘后直上入脑，脑实则不漏也。余不觉失笑曰：吾飞金精于肘后，炼玉液于丹田，未尝思想，皆出自然。但风火盘旋，龙虎交战，已尝逐尽寒邪痛疾，奈何道力未深，风疾未愈。老医即仿徨四顾，欲作拜礼，合掌加额，感慨喜忭，欢跃不能自已。谓余曰：公，神仙也。吾老矣，恨不能给侍瓶盂，唯有赞叹而已。余自思父母俱有痰疾，我禀此疾，则与生俱生也，当自为之计。故于静室默坐，熟察病势之来，则于胸腹间，如有二气交纽，遂噎塞烦郁，有如烟火奋然上冲，头面烘热，眼花耳鸣，痰涎涕泪，并从肺胃沸然涌起，凛①然毛竖，喷嚏千百连声，然后遍身烦躁。大寒之时，即尽去衣衾，裸体一冻，则稍止片时。或春秋乍凉之时，则多加衣衾，亦暂小缓。或顿饮冰水而势定，或不得已痛饮一醉而颇宁。可谓辛甘发散，以寒治热，暗合方法，而终不能逐去病根。故精心内观，反复思虑，似睡非睡，若闻不闻，如有人言曰云云，余即解此意，遂取前所服一药，以汤为散，变散为丸，因获大效。渐为人所知，故求治者众。初年止用丸子三二升许，次第用多，至今周岁常用丸子四十余斤，该六百余两，以大剂八九十丸，小剂五七十丸，登答②以八十丸为率，其重止于一钱半，该四千余服。或一服愈者，或一二服而愈者，每岁愈疾常十有余证。十数年间得大效者动以万计，其余泛泛疗疾则不可胜数矣。今将三十载，官员将带游宦至于异方殊域，皆知其名。名本无名，盖一时为人所需，谩以滚痰丸名之。而今市货之徒，已窃此名，以伪乱

---

① "凛"原本作"禀"，疑误。

② 登答：褚玄仁校本作"登登"，谓常熟地区方言，意为手掂物估计轻重。

真。好事者百计求方，至于请托要路官员索之，未尝敢泄，必不得已，则尝书六七味相去颇近者，作滚痰丸方与之，今湖海相传者是也。非欲苟此一身，盖其简易不群，神效特异，说破不难，恐人视为泛常，妄自加减，轻生是非，互相夸尚，则不能济众也。或曰：纯阳真人誓愿天下人仙然后为仙。子秘此方，得不有愧乎？余曰：神仙之道，丹经万轴，妙在铅火二字，盖神仙不敢分明说，说与时人笑杀人。大抵龙章宝篆，神方道术，未尝不欲济人，亦未尝不诫人，谨传授者，盖得人则传，道不虚行。余既不货卖此药，何苦秘之，自取费耗哉！今恐湮没，聊序艰苦万一，仍用俚语诗以括其方，庶免闾阎愚小轻举妄论，妨于济众也。谙药性者观之，自然默解，初无难事，然后口口相传与诸善人，共为饶益之事。

滚痰丸方诗括

甑里翻身甲挂金（药性无毒，利痰顺气，荡涤腹中寒热，走而不守，有孕者不可单服），于今头戴草堂深。（药性微寒，利痰清肺，除热安胎神妙，阳明引经之药也。）相逢二八求斤正，硝煅青礞倍若沉。十七两中令半两，水丸桐子意常斟。千般怪证如神效，水泻双身却不任。

滚痰丸服法

一切久新失心丧志，或癫或狂等证，每服一百丸。人壮气盛，能饮食，狂甚者，一百二十丸以上，至三二百丸，以效为度。

一切中风瘫痪，痰涎壅塞，大便或通或结者，每服八九十丸，人壮气盛者，一百丸。常服三二十丸，无大便不之患，自然上清下润而妙。

一切阳证风毒脚气，遍身游走疼痛，每服八九十丸，未效更加十丸。

一切走刺气痛，每服七八十丸，未效加十丸。

一切无病之人，遍身筋骨等处平白疼痛，不能名状者，每服七八十丸，未甚全效，加至效为度。

一切头疼，非头风证，牙疼或浮或痒，非风蛀牙证者，每服八九十丸。

一切因风因寒，鼻塞身重等证，身体不痛，非伤寒证者，每服七八十丸。痰盛人实者，加丸数服。

一切噎气吞酸，至于嗳逆膈气及胸闭，或从腹中气块冲上，呕吐涎饮，状如翻胃者，每服七八十丸，未效再服。

一切心下怔忡，如畏人捕，怵惕不安，阴阳关隔，变生乖证。每服七十丸，人壮病甚者，加至九十丸。

一切失饥伤饱，忧思过虑，至于心下嘈杂或哕，昼夜饮食无度，或只虚饱，腹中稍饥，并不喜食，每服七八十丸至九十丸。

一切久新痰气喘嗽，或呕吐涎沫，或痰结实热，或头晕目眩，每服八九十丸。虚老羸瘦者，五六十丸，未效加十丸。

一切急慢喉闭，赤眼，每服八九十丸，甚者加丸数再服。腮颔肿硬，绕项热核，状若瘰疬者，正宜服之。若年深，多次服之。疮穿者，用十五卷中银粉散敷之。口糜舌烂熛，咽喉生疮者，每以五六十丸，同蜜少许，一处嚼破，噙唾徐徐咽之。些少口疮等证，只以三二十丸，如前噙三二夜，即瘥。

一切遍身无故游走疼痛，或肿或挛或如常，痛无定所。或俗名寒湿，不肿在一处，酸软沉滞者，每服七八十丸至九十丸，皆量其大小虚实轻重，任意消息服之。

一切心气冷疼，如停冰块，或动身散入腹中绞痛，上攻头面，肿硬遍身，四肢去处肿起软浮，或痛或痒，或穿或不穿，或穿而复闭，或此消彼长，渐成笃疾。此系痰毒内攻，或使肺烂痰臭，或作肠痈内疽。每服更量虚实，加减服之，以下恶物，立见宽缓。口浅脓近者，克日全安。年月深远者，但可稍减。如饮食壮者，续续服之，亦能全效。

一切男子妇人，大小虚实，久患心疼，下连小腹，面黄羸瘦，痛阵日发，必呕绿水黑汁冷涩，乃至气绝。心下温暖者，并量大小，多至七八十丸，事属不虞之际，至于百丸，即便回生。如未至癫危者，虚弱疑似之间，只服三五十丸，立见生意，然后续续进之，以瘥为度。兼服生津化痰，温中理气药，以全其功。唯豁痰汤加减之法为妙。方见十五卷中。

一切茬苒之疾日久，男子妇人之患，非伤寒内外之证，或酒色吐血，或月水衍期，心烦志乱，或腹胀胁疼，劳痛耳聩，鼻骨节酸痛，干呕恶心，诸般内外疼痛，百药无效，病者不能喻其状，方书未尝载其疾，医者不能别其证，并依前法加减服。

大抵服药，必须临睡就床，用熟水一口许，只送过咽，即便仰卧，令药在咽膈间徐徐而下。如日间病出不测，疼不可忍，干呕恶心，必于除差者，须是一依临睡服法，多半日不可饮食汤水，及不可起身坐行言语，直候药丸除逐上焦痰滞恶物过膈入腹，然后动作，方能中病。每次须连进两夜，先夜所服，次日痰物既下三五次者，次夜减十丸。下一两次者，仍服前数。下五七次，或只二三次，而病势顿已者，次夜减二十丸。头夜所服并不下恶物者，次夜加十丸。壮人病实者，多至百丸。唯狂疾劲实及暴卒恶候，多服无妨。大抵服罢仰卧，咽喉稠涎壅塞不利者，乃痰气泛上，药病相攻之故也。少倾药力既胜，自然宁贴。往往痰病日久，结实于肺胃间，或只暴病，余无泛溢者，服药下咽即仰卧，顿然百骸安静，五脏清宁，梦寐佳境，如游华胥氏之国，和悦不可云喻。大抵次早，先去大便一次，其余遍次皆是痰涕恶物，亦有看是溏粪，用水搅之尽系痰片粘涎。或百中有一稍稍腹疼，腰肾拘急者，盖有一种顽痰恶物滞殢，闭气滑肠，里急后重，状如痢积，片响即已。若其痰涎易下者，其为快利，不可胜言，顿然满口生津，百窍爽快。间有片时倦怠者，盖连日病苦不安，一时为药所胜，气体暂和，如醉得醒，如浴方出，如睡方起，即非虚倦也。此药并不洞泄，刮肠大泻，但能取痰积恶物自肠胃次第穿凿，而下腹中糟粕，并不相伤。唯下部直肠之粪，乃药力不到之处，是故先去□□□。其余详悉不能备述，服者自然知之。

痰论

一切气急喘嗽，咯痰吐涎，世人皆知为痰病，方书备载于痰门。又曰：治痰必先理气。气顺痰消，于理甚明。盖曰忧思损志，气郁涎凝，气治则痰散也。然而痰因气结，气因痰滞，理气则其如痰何？余故用滚痰丸逐去滞碍恶物，如用兵讨叛新民也。况有禀赋痰证者，婴儿出腹，啼声初出，已有痰涎。又有大善知识，忘形忘骸，无思无虑者，顿抱痰疾。此岂唯因气而然乎？故学者不可固执一端而不通。

一切无痰不嗽不哕者，世人莫知为痰，方书散入杂证，是以大小七气汤，治中、二陈、半夏茯苓汤，细辛、白术、薄荷、石膏、白矾、皂角、南星、贝母、常山，以至青州白丸子，寿星散，种种消酒化气，去风宽膈止恶，但诸方显仁藏用于其间，古人治痰，莫不在斯乎？余用滚痰丸获效，万无一失者，盖泛应曲酬，精心入思，于理不乖，济利年远，稳审绝伦也。唯脱形不食，及水泻并孕妇不服外，自数岁以上，至八旬者，有病皆可量度前法饵之。更有病者，或只常人，大便频去，或稍腹痛，或微觉后重，但看其色焦黄稠粘者，并是痰泻，正宜服之。逐去顽痰，脏腑清利，自然不泻也。

痰形

一切男女大小素禀痰疾，其候往往不同，其状各各奇异。方书有云：痰清而白者为寒，黄而浊者为热。殊不知始则清白，久则黄浊稠结凝于下，清白稀薄浮于上。嗽而易出者，清而白者也，咳而不能出则黄浊结滞者也。甫及咯吐尽为稠黄者，乃由久湿热郁沸，上下凝结，皆无清白者也。黄稠浊结，甚至带血，血败成黑痰，横于肺胃之间者，为关格异证，人所不识。及为上壅头目、齿颊、喉舌诸病，轻则鼻准赤齇，两窍生疮，颐颔结硬，风壅心烦，鼻塞声重，涕唾稠黏。重则为肺痈，肠毒便脓，挛跛笃废。或为夸大，自高妄诞，渐至癫狂歌笑，逾垣上树。火热既退，痰血朦膜于膏肓之间，神明之府，以至终日兀兀定视，或只言语谬错，或饮食酒醴健谈自若，喜睡痴憨。数年者不可卒治，三五载者克日可安。服药一次，则狂势定。二次则知羞识愧，定视兀兀。三服后即复聪明。逐下恶物，曝干击之，则如金石之声。得雨湿润，其状如先。痰形若清白稀薄，泡沫黏腻，与气击搏，吹嘘胀大，状若鱼胞者，粘喉着肺，朦膜气息澎湃喘急，吐咯不尽，下连败浊稠痰，咽膈沸食相杂，糟粕不利，终日膨胀，不进饮食。或腹中虚气作声，上攻下注，干呕恶心，肠鸣下泄。或转输失常，滑脱溏泻，状若擂烂山药、芋头，水洗不散。或色如红柿，或即焦黄，或蒟沫糟粕，生熟兼并。

痰喘日久者，肺气不能护卫，畏风恶寒，自汗如雨，小便频多，乃至百关不调，五神失位，所致多端。或衣食过热，时候郁发，但见伤寒诸证，始因痰疾而然者。滚痰丸逐下败物，克日清宁，寒者即和，热者自清，饮食复常，便溺有度也。其余头面四肢，胸背腹胁内外，为病百般，皆痰形不一所致。有如水浸阿胶，或似蚬肉，或如破絮，或如米粒，或与涎相杂，或如熟糯，或如臭脓，或带瘀血。嗽而能出，则方如载为一门。嗽而无痰，则方书别为一类。殊不知总为一痰，其状不同故异耳。津液既凝为痰，不复周润三焦，故口燥咽干，大便秘结，面无血色，白如枯骨，毛发焦槁。妇人因此血无赢余，经水绝断，或即愆期。方书虽各有条，必须逐去败痰，服饵方得有效。

痰味

一切痰涎，各有气味。清白者味淡，日久渐成恶味，口舌有如嚼椒。如蚬肉、破絮、米粒之类者，其味咸，能使人味咯咽痒。如熟橙、桃胶者，其味咸、酸、麻、苦、辣、涩，腥臊恶气，往往不一。故停滞于胸膈之间，使人心烦多怒，眩运，眼涩痒痛，齿舌或痒或疼，吃食频咬颊车。其味在于肺胃之间，随气周流百脉，渗入毛窍，面若虫行，遍身习习，淹蛰刺戳，甚至于风疹燥痒入骨，搔爬不厌。当其作楚之时，涕泪痰涎并如砒霜、硇砂之味。在喉则错喉唾抢，或乘时着于喉咙曲擢之中，咯不出，顿嗽忙窘，但如米粒一点、忽然咯出，齿舌俱疼，其况甚恶。故逐下败痰之时，间有穿肠出腹，滞殢淹蜇，如痢积之状，荒窘可畏。其味焦苦豆腥者，使人上壅赤眼，口疮，热极喉闭，面上鼻窍生疮，口苦舌干，喉燥声嘶，鼻闻焦臭。其味相兼者兼病，其味单行者单病。余平生病痰，为人治痰，捞笼日深，讨论日久，备知其详，非图文具而已。故不愧鄙猥琐屑，敷演大略。其余变状不常，病者服药自知。痰证脉息，已具于论卷中。

痰证或问

或问曰：据子所陈头风以下诸证，在方各有科目，今以一滚痰丸治之，则诸方何用，六气何有？答曰：古今医方，名殊号异，君臣佐使，彼此兼并，《痰论》已尝喻及。若夫六气循经，则有淫情内外之因。六淫之病，当祖仲景专科。七情之方，虽有多门，原其本标，半因痰病，盖亦有因病而生痰者也。故痰之为病，不出六经，六经所属，其非六气乎。医书以脾为中州，合胃为表里。胃为水谷之海，变化糟粕，灌溉四脏，其气熏蒸上朝。肺为华盖，主司皮毛，周流内外，充润百骸，氤氲为荣卫之气，合会为津液之源。随经变化，在肝名津，在肺名液，在心为血，在肾为精，在胃为涎，元和纯粹，谷气相资，升降无穷。髓脑涕唾涎，精津气血液，同出一源，而随机感应，故凝之则为败痰。痰者，湿类也。属足太阴湿土所司，故肿满至极则必喘，痰喘至极则必浮，在方则有理气消肿之药，故不言痰也。肺为贮痰之器，痰实郁勃而湿热化，属乎少阴君火所司，在方则有除热清剂，故不言痰也。火盛金衰，木无以制，属足厥阴风木所司。风性飘荡，动静不常，干犯诸经，在方则有一百二十种风，故不言痰也。痰乃败津结实之形，窒碍朝会隧道，气不流畅，在方则有七十二般气，故不言痰也。

津既为痰，不复合气，氤氲停留肺胃之间，自为恶物，其冷如冰，积之日久，或咳不咳，或喘不喘，或呕哕涎沫，或不唾痰，或面青唇黑，四肢厥逆，或恶风，或恶寒，或头疼身痛，或多汗如雨，或即无汗，本因肺病，状若伤寒，属足太阳寒水所司，在方则各分治法，故不言痰也。

或因志不遂，忧思郁结，或因惊伏痰，或因伏痰怔忡，如畏人捕，怫勃至甚，火气上炎，性好夸大，坐卧反常，语言错谬①，狂惑悲笑，逾垣上屋，邪阳独盛，普力过人，属乎少阳相火所司，在方则有镇心宁志之剂，伤寒自有别条，故不言痰也。

中风者，涎浮痰凝，津不润下，大便燥涩。有伏痰者，肺气不治，腠理开阖失常。衣食辛热，或天气郁蒸，内外交烁而壅。或冲冒风寒，则毛窍骤闭，肺壅痰塞，甚至皮毛枯竭皱燥，并属乎阳明燥金所司，在方则各分证类，故不言痰也。

盖因痰而致病者，先治其痰，后调余病。因病而致痰者，先调其病，后逐其痰。故经云：有其在本则治其本，有其在标则治其标。其有败痰既下，诸证悉痊者。经又云：有治本而得者，有治标而得者，如是之谓也。

或问曰：痰留肺中，人皆晓之，今言在胃入肠，尚或可信。所谓筋骨、四肢、五脏、顶门、脚心，卒暴迟久之疾，其义何

---

① 原本作"缪"，通"谬"。

在？答曰：元气氤氲，荣卫之间不容发，间上焦停痰，周流不利，气阻其中，奔溃四逸，随其所寓缓急，而为诸病也。

或问曰：有痰服痰药，众所共信，今令无痰者服药，世所未闻。答曰：谚云隔山见烟，便知是火。既是逐动败痰，方觉痰盛。殊不知积痰日久，结实不泛，但能关格致病，并不咳嗽吐痰。既已逐动败痰根，始能随气上下，再进一次，无不奏功。

或问曰：有久病得药，痰下顿安者，何也？答曰：败痰结实脱滑，肺无余党，逐下败痰，四体轻安，即日无事。

或问：方书皆曰五痰，何谓也？答曰：所谓风痰、寒痰、热痰、气痰、味痰又名酒痰。味痰者，因饮食酒醪厚味而唾痰也。气痰者，因事逆意而然也。热痰者，因饮食辛辣，烧炙煎煿，重裀厚褥，及天时郁勃而然也。寒痰者，因冲冒风凉不节之气而然也。风痰者，因感风而发，或风热怫郁而然也。此皆素抱痰疾者，因风、寒、气、热、味，而喘咯咳唾，非别有此五种之痰，故一以滚痰丸治之即效。若素无痰疾，因风寒入肺，痰喘咳嗽，并有外证者，自属伤寒证治之条。外证既罢，或过经坏证痰疾，则亦用滚痰丸治之即效。

医书又以心肝脾肺肾为五痰，学者鲜有不惑。盖言喜怒忧思智，五者之气，郁结成痰也。痰既成形，则心肝脾肾无所停留，而留于肺矣。养生之家，亦宜知之，则其义不惑。

或问曰：方有诸饮，饮与痰，有以异乎？无以异邪？答曰：诸饮者，溢饮、支饮、停饮亦曰留饮。留者，饮不入胃，不与谷匀化者也。支饮者，停留过度，支分别道，而胁痛，肠中水声者是也。溢饮者，过饮酒浆汤汁之类是也。盖有伏痰者，伤于停饮，是以咽酸吐水，皆因痰涎黏滞膈碍，而消化违时故也。

易云：水就湿，火就燥。物各从其类，不已则邪湿侵脾，而为泄泻。小便若秘，则洪水横流，而为水肿矣，急以滚痰丸救之。

痰忌

胡椒、干姜，辛辣烧炙煎煿性热等物，发痰助壅。合锅热面，大发风痰，必须过水离汤，还汁令热食之，无毒芋^①头、山药、鱼腥油腻黏滑等物，惹痰不利肠胃。熟鸡、鸭弹^②、熟栗子，但是酥腻之物，殢膈闭气生痰。素有痰者，宜食清凉果木，饱上多食无妨。暴感风寒痰病者，皆宜禁之。

药无所忌

服滚痰丸后，次日饮食汤药，俱无妨碍。

---

① "芋"疑为"芋"。
② "弹"同"蛋"。

卷之十五

杂治活法

斯文之道，后学赖其法度藻章，及乎革弊救时，则其义在于损益利害而已。唯医亦然，譬如匠石运斤斫削，必师绳墨，而运绳墨者，匠石也。故先达罕集方书，正恐人殢在一隅耳！养生君子，致知然后知至，据德游艺。其庶几乎。

败毒散治法 *

败毒散

治四时头疼项强，壮热恶寒，身体烦痛，寒热交壅，咳嗽，鼻塞声重，风痰头痛，呕哕寒热。

人参去芦头　赤茯苓去皮　甘草爁　前胡去苗洗　川芎　羌活洗去苗　独活去苗洗　桔梗苦者去芦　柴胡去苗　枳壳去瓤麸炒香熟

上等份咬咀，每服四钱，水一盏，姜三片，薄荷少许，同煎八分，去滓温服，不拘时候。

137

四时瘟疫 *

《活人书》中云：治四时疫疠。余平生以济人，常无虚日。盖四时不正之气，冬当寒而反热，夏当热而反寒，春宜温而反凉，秋宜凉而反温，故病者大小无异，或一郡一邑，然唯丘陵泽国，高下有差。大抵使人痰涎风壅，热烦头疼身痛等证，或饮食如常，起居依旧，甚至声哑，市井号为浪子瘟。以其咳声不响，续续相连，俨如蛙鸣。故又号曰虾蟆瘟。或至赤眼口疮，查腮喉闭，风塞喷嚏，涕唾稠黏，里域皆同者，并治之。数服未效者，须服滚痰丸逐去败痰，然后再服，以效为度。药中去赤茯苓、桔梗，加青皮、白术者，名清气散，治法并同。但以荆芥穗为引子，不用生姜、薄荷。败毒散中，须加干葛为妙。多服未效而有寒热往来不常者，必用小柴胡汤，不拘服数，并无过失。此三法，治痰涎风壅热烦，滚痰丸之次，煎药中之精粹也。

三阳脚气上壅痰涎，风毒热烦，通用败毒散。大便秘并口鼻出血痰涕者，加黄芩、大黄，同法煎服。或用清气散亦可，简当神效速验，不在沉香三汤之下。

痢疾兼有寒热痰涎，但有一件者，并用败毒散，入陈仓米三百粒，姜、枣同煎服。古方名仓廪汤。不拘赤白杂色，任用，惟无热烦者，少与之，仍服丸散止痢之剂。

斗门散治法 *

一切痢疾轻重杂色，或带血块恶物者，不问曾经推挨，但是久新不已者，并用滚痰丸。毒甚杂色并兼，或热或不进食者，每服六七十丸。次日势退者，再进三二一[①]丸，即服《局方》斗门散治之，万无一失也。人弱痢轻者，每服三二十丸，每日一服，第二三日即兼进斗门散，多服无妨，以效为度。不可听信土俗常谈，谓粟壳坏胃，此等无知之言也。盖痢毒气停滞肠中，胃气不行不能食，缘其湿毒郁蒸之故，不服粟壳者，亦有之也，土俗名曰噤口痢。余故用滚痰丸，先逐去蒂䕅黏缀毒物，导开胃气肠渐利，多服斗门散止之，则无患矣。若不先挨，便用涩药止之，即祸事也。盖罂粟壳性温体涩，《局方》利药中，十居八九，岂其欲害人乎？大抵百药之性，不出温凉寒热，药体则不过浮沉涩滑，在人用之如何耳。医之为义，上焦之病宜沉而降之，中焦之病或升而发之，故滑者涩之，涩者滑之。痢者，滞也，滞而不利，则肠脏撍缩，欲行不行，欲已不已，而里急下迫，不能通快也。近代医师，故用滑石药开导之，使其利而不滞也。余今用滚痰丸速效者，恶物与痰涕冻脓一体也，岂非了然之事。但发热闷乱不宁，混下鲜血，或带下积自汗者，不可复生也。主病者见此证候，当言定见，即用《伤寒》书中阳明急下证治法疗之，或得九死一生。

斗门散

治八种毒痢，脏腑撮痛，脓血赤白，或有五色相杂，日夜频作。兼治噤口恶痢，里急后重，大渴不止，酒痢毒脏，全不进食。他药不能治者，服之立效。

罂粟壳去瓢蜜炙　干葛洗　黑豆炒去壳，各一两　地榆去芦甘草炙，各二两　干姜炮　当归去芦，各一两

---

① "一"疑为"十"。

上为细末，每服二钱，水一盏，煎七分，温服，不拘时候。余常入温饮汤调尤妙。

昔有宪官按治间患痢，以前官之言，来就余医，初服滚痰丸三十丸，势即定，次服斗门散，经宿，较之前日已减七分。次日医官群集，议论稍异，其疾复作。宪官去左右谓余曰：吾本回司医治，因有足下，故来相就，众医皆谗子用粟壳不宜，遂惑之，甫索《局方》观之，初无不可，况众医之药服之，皆不及子所用之法，感激甚多。但官舍起居不便，遂别去归私第，依前复旧效。

小便不通 *

尝有一富长者，以交友之故，求余治痢，大苦小便秘之，每服汤药，方得初通，终不快利。余先发五苓散，加滑石末、赤芍药、木通、山栀子。令用灯心、竹叶煎服。未几溲通，并是黑秽恶物，痢亦渐轻。余至，进滚痰丸五十丸，其势顿减，举室欢悦，患者笑容可掬，粥食亦进，生意类回。续令服斗门散，忽为其左右各有荐主，遂阻之。后为前医仍用震灵丹，兼是旋煅火药，即令多服。患者频频索余，则余已在汶上矣。遂大下瘀血，发渴而卒。养生君子，幸深鉴之。其余愈疾不记其数，不欲枚举也。

豁痰汤治法 *

豁痰汤

治一切痰疾。余制此剂，为滚痰丸相副。盖以小柴胡汤为主，合前胡半夏汤。以南星、紫苏、橘皮、厚朴之类出入加减。素抱痰及肺气壅塞者，以柴胡为主。余者并去柴胡，用前胡为主。

柴胡_{洗去土并苗，四两} 半夏_{洗去滑，四两} 黄芩_{去内外腐三两} 人参_{去芦，风壅者不用} 赤甘草_{各二两} 陈皮_{去白} 带梗紫苏 厚朴_{去粗皮姜汁制} 南星_{去脐，各二两} 薄荷叶_{一两半} 羌活_{去芦一两，无怒气者不用} 枳壳_{去瓤麸炒}

以上一十二味，中风者去陈皮，入独活。胸膈不利者，去陈皮，加枳实去瓤麸炒，更加赤茯苓去皮。内外无热者，去黄芩。虚弱有内热者，勿去黄芩，加南木香。一切滚痰气之药，无有出其右者。气无补法之说，正恐药味窒塞之故。是以选用前件品味，并是清疏温利，性平有效者也。

加减略例

江东有一富商，自奉颇厚，忽患一疾，心惊如畏人捕，才闻脂粉气，即便遗泄，昼夜坐卧，常欲三五人拥护，方始放心，甫及交睫，即阳气不固。遍身红晕紫斑，两腿连足淫湿损烂，脓下不绝。饮食倍常，酬应不倦，所在求医，皆无少效。一日托其亲旧数辈，多访余以求诊视，乃六脉俱长，三部九候，来往有力，两手寸尺特盛，至数不迟不数，卒难断证。始且与之曰：足下年逾六旬，神气魁伟，脉息如是，但是心下怔忡惊悸，阳事频兴，恍惚未审是否？商曰：非也，某但觉虚弱无力，及苦于下元不固，两腿风疮，侍奉皆仰妇人，而又窘于淫乱，不能自禁。余谓之曰：汝若求医，则必作三种病治，一者治惊悸，二者治虚脱，三者治大风。以余观之，只服滚痰丸，然后调理。满座愕然，莫晓所谓。余与之曰：此系太过之脉，心肾不交。

商曰：然则腿脚为风癫乎？余曰：非也。水火亢行，心不摄血，运于下，不能上升，凝于肌肤，日久湿烂，与火炎水滥，神情不宁，阳事频泄者，本同标异也。余故曰：逐去痰毒，然后调理。遂服滚痰丸二次，三日后再来求诊，脉气稍平，再令服之。商曰：某浙右生长，家人虑其体虚，欲求补药是愿，余曰：足下连年求医，医者无非选方对证，一一合法，既已日久不效，愈加关格之甚者，盖认似为真，不识虚实本标故也。余言既不足取信于人，则请已之。众宾列坐，合辞恳请，遂再服三次。越五日再来求诊，其脉渐和，患者已不齿及惊悸之苦，但求治遗泄之药。余用豁痰汤本方，加白茯苓煎服。月余日再请，诸证顿减，精神爽利，亦不用人扶策，患者皆不言及前证，但言如旧，更望紧治腿脚湿癫。于是诸鄙其昧心，余因回速，遂寝其事。明年再会，仍从诸公求见，首以风疮告急。诸公亦不甚赞成。余怜其愚俗，遂书豁痰方及令用婴幼门泥金膏，以新汲水浓调厚敷两腿，干则再上。经一复时洗去，则热气已衰，皮肉宽皱。然后用杖毒活血之剂治之。

杖毒活血方

后四味自是一杖疮。凡杖罢畏痛，不禁揩洗者，以新水调敷，杖尽恶水一痂而瘥。系表致和，得之于刑部犯人，余常以代淡①金膏，妙。

蛇床子　光草乌　火煅炉甘石　枯白矾　凌霄花　大蓟根叶　赤石脂　白石脂　小蓟根叶　天花粉　槟榔　真绿豆粉

---

① "淡"疑为"泥"字。

以上并为末，煎大黄汁冷调如泥，厚敷两腿并损烂去处，三易而后败血黄胶，恶水去尽，及肤皱损剥落痊瘥，前后遣币送物，余一无所受。

又吴门一富室少年，神色壮盛，亦苦前疾，但不患疮。饮食倍常，恶闻声响，倦于执作。余令服滚痰丸。患家自谓其虚，不敢逐利，百药无效。遂为巫蛊所惑，移屋改墙，扶鸾祷圣，生理废置，数年之间，仓廪①萧然，后始渐安。

又有富室子弟，因忧畏官事，忽患恶闻响声，鞋履作声，亦即惊怖，有事则彼此耳语而已，饮食自若，举动无措。余令服滚痰丸二次，即能起坐应酬。再以豁痰汤，并童壮门中分心气饮，相间服之而愈。

又有一相识官员为事，卒为公吏部集邻里直入其室搜索，次②人因而惊死，其妻须臾苏省，失志颠倒，弃衣摸空，亲疏围绕，悲忧嗟叹。余令服滚痰丸二次，下咽即睡，醒则热③定矣。次夜又一服，仍用豁痰汤加枳实，服数日即安。

略举此四证，因在奸所畏捕而得之，其二一证，为人端正，喜怒有节，平日而病。后之二证，各自有因，故大同小异。此之方书虚滑类中所载之方，岂无相似，若依而用之，则实其实矣，岂唯不效而已，又恐有效而为害更深也。俗云：千金易得，一效难求。非方鲜效，乃是人鲜识证者也。大抵伏痰，多使人眩晕郁郁恍惚，是故壮人亦自谓虚弱，不可不知。

尝有宦家妇人，忽患心腹冷痛，遂呕吐，去尽宿汁不已，而又吐清涎如鸡子清之状，一呕一二升许，少顷再呕，百药不

---

① "廪"原本作"禀"，据文义改。

② "此"疑作"次"。

③ "热"疑为"势"字。

纳，咽唾亦不能顺下，已经三日，但聪明不昧，一一分付家事，已备周身之具，将欲就木。得余诊其脉，六部弦细而长，令服滚痰丸三十丸，并不转逆。须臾坐寐移时，索粥食之。次行再进三十丸。只服《局方》茯苓半夏汤，次日服小儿方白术散下，四五日，饮食如旧。

复有巨室，仗余友爱招致，及抵其所，午夜天寒可爱，患人素清癯骨立。但苦满腹冷痛，呻吟之声撼屋振床，呕吐清汁亦如鸡子清。医流数辈，缩手无措，百药不纳，唯服滚痰丸三十丸，即便宁睡，更不呕逆。一家百口，各得暂安。复诊其脉，虽熟寐中亦弦数之甚。次早余即拂袖飘然，诸公告留不已。余遂与之曰：吾颇谙此证，故敢下药，不无众议纷纷，不下药则诸公见逼。当此掣肘之时，不去何待。患人睡醒，仍更呻吟，急须前药，余不获已，再用五十丸。辰巳间服，至未申之间，其痛休作数四，但不甚大呕，节续登溷[1]，略有大便如水浸猪肉，亦似赤白痢疾，小便少许皆如丹粉相和，胶腻不多，余色皆是药汁。迫暮后，大呕二升许，尽如鸡子清，其药丸皆如茶脚褐色，仍有前数，粒粒分晓。以手捻之，并无颜色药汁，众共惊骇。患人痛定熟寐，其内人曰：药既吐出，仍旧有效，何也？余曰：此不可晓，非医义之所载也。虽粗滓吐出，而药味皆随大小便下，故效耳！次日患者哀恳曲留，余即返棹矣。唯留豁痰汤数帖，令其服罢，仍服白术散而愈。

燕人杨其姓者，久患冷气满腹，上攻下注，大痛不堪任。痛阵壅上，即吐冷涎半升而止。每日一作，饮食不进，遂成骨立。以其亲为当路官员之故，累召高郁治之。遍尝温补下元种

---

[1] 溷：厕所。

种贵细之剂，了无一效。不获已，扶惫肩息而来求余诊视，其脉六部弦长劲急，两畔别有细脉，沸然而作，状如烂绵。余曰：不审足下所苦何证，但以脉言之，则有一胸膈臭痰在内。患者鼓手曰：然也。众医皆作冷气，因补治下元日久，并无少效。某自觉胸中痞闷，但不会此方，今闻此说，令我大快。遂令服滚痰丸五十丸。次早报来，临睡服之，半夜后吐黑绿冷涎败水一铜盆，今早大便略通，已见败痰。更求今晚之药，再付七十丸。第三日，其亲识来曰：患人即日动履轻安，嬉笑自若，连年病疾，不三二日顿安。无以为报，夫妇顶香路拜而来，踵门为谢。遂遣人力止之。再服一次丸药。令服《局方》橘皮半夏汤，四君子汤而愈。

散药李媪，年八十余岁，卧病日久，每托豪贵之故，欲求诊视，余毅然不许。不得已，令其亲人诣余曰：病心烦，喜怒改常，胸闭不能进食，迷闷发作，辗转不安，并无寒热别证。余曰：汝既久医不瘥，吾除滚痰丸外，无法可为。况其年高不食，岂其宜乎？来者力请服之。余曰：吾故知其可服，但不可多，试以十丸一服，当自知之也。既而逐下败痰三五片，一如水浸阿胶，顿然安好。再求三十丸，作三服，后只再进一服，余二服置于佛前。举室欢越来曰：母氏复生矣。近已备后事，只俟其瞑目，今得二十丸药，顿得痊安。闾巷惊骇，拜谢而去。余制龙脑膏一剂，令其每夜噙睡，无恙五载，中风而终。

龙脑膏治法 *

龙脑膏

余撰此药，随身自用，及济年高不任逐利者。但是上焦风痰热壅，咽膈不利等证，并宜服之。

薄荷一斤　赤甘草二两　防风去钗，二钱半　苦桔梗去芦，二
钱半　川芎洗去尘土，二钱半　缩砂五粒　白豆蔻三十粒

上七味，匀为细末，入焰硝研细二两，梅花片脑半钱，和
匀，生白沙蜜调搜成膏。每以一弹子大，嚼化咽津。如年老枯
衰，痰热喘满者，以一弹大略嚼润，顿作一咽，遂觉胸中清凉，
痰涎立转，或吐或散。大小强弱之人，并如此法。

合用略例

昔有故旧富长者，强健威武，忽患喘满，不咳不吐，痰病
日久，腿脚阴囊，尽为水肿，倚卧肩息，困极之至。余深闵之，
谓其人曰：非水证也。但有一胸膈败痰，宜服滚痰丸。患者曰：
非四五人扶持不能，不能登溷，遂已之。至于用医针刺放水，
备受诸苦，年余渐瘥，忽吐臭痰。患人抚床大声曰：果中前言。
吾不智，以至久患，今则痰败，必成肺痈。急请余谢过求治。
遂合龙脑膏一剂，服未竭而愈。

黄连解毒丸治法 *

忽有妇娇弱丰颐，不言何证，求余诊视，六脉疾数劲急，
上大下小，三焦一部，搏拍之甚。余但曰：那得许多热来。其
厥良笑曰：此一言与老医之言，何其相背大甚。老医曰：那得
许多冷来。故服药衣食，并是辛热过暖之事，疑 ① 其证愈加。

---

① "疑"疑为"宜"。

今当从先生之言，请为治之万幸。遂问其故，则曰：上壅痰盛，胸闭胁疼，头不能举，口苦舌干，精神烦乱，梦寐恍惚，两颔结核，饮食不美，凡百不佳。于是乎令服滚痰丸八十丸，随时清利，相继三次服之，五七日间，精神喜悦，谈笑异常，故五七日一次服九十丸至百丸，每夜噙服龙脑膏。然而病势日久，兼闻禀赋夙昔之疾，遂令服黄连解毒丸，一年方愈。遂随身不敢缺此药。

黄连解毒丸

黄连去须　黄芩去内外腐者　黄柏去尘皮　山栀子去须蒂

上四味为末，水丸如桐子大，上焦热，食后服。三焦热，不拘时候。

合用略例 *

昔有士人，弱冠未婚，病遗沥日久，每作虚寒脱泄，治之愈甚。来求余诊，六部弦数，不记至数，人已骨立，不能自支。余曰：苦哉，此三焦不利，膀胱蓄热，五淋病也。患者曰：膏血砂垢，每溺则其痛不可胜言。余用《局方》五淋散加山栀子、赤芍药、川木通、瞿麦穗、蛔蚾衣草、滑石末大作剂，入灯心二十茎煎服，五七日全愈。无奈频发，自后侵晨，人来告急云：九日便溲俱不通，秘闷将死。余即令用细灰，于患人连脐带丹田作一泥塘，径如碗大，下令用一指厚灰，四围高起，以新汲水调朴硝一两余令化，渐渐倾入灰塘中，勿令漫溢横流。须臾大小便迸然而出，溺中血条皆如指面。若非热解气使，则其如龟窍之小，何又连出三四日恶物，复得回生。再令服黄连解毒丸，前后二三载，不下三四斤矣。至今安然不发。

还魂散治法五噎略例 *

尝有村人以凿冥钱为生，颇温饱。一日家人出游，其人强自看家，心下无事，因行至竹下，就取新笋作羹食之，其意洋洋然乐哉。遂咽纳间，忽为一噎，病至一载，百药不效，家产荡然。余闻之，以还魂散令其煎服。次日人来报曰：患者昨已病极，自己津唾，亦咽不下，服药幸而纳之，胸中沸然作声，见此回生之意，以棺木送终之物，权且小停，敢望再惠前剂。余问其几日不入粥食。则曰：数日矣。唯有游气未尽，今得此药，可谓还魂散也。余遂令其捣碎米煮粥将熟，即入药再煎一沸，试令啜之，一呐而尽，再服数服，得回生。

还魂散

治喜怒哀乐忧恐思七情致病，吐逆不定，面黑眼黄，日渐瘦恶，传为噎疾，十不治一者。

荜茇　麦芽炒　青皮去白　人参去芦　苦桔梗去芦　柴胡去苗　白豆蔻　南木香　高良姜　半夏曲

上为细末，每服一钱，水一盏，煎七分，热服，大效。忌油腻鱼腥黏滑。

此药最妙，余救人极多，但少得全生者。其说为何？盖此病去死甚近，才得少减，百念复生，由是中辍者多矣。所得玩存者，惟处子及道流中数人而已。后之患者，当自裁之。如或大便秘实者，间服滚痰丸三十丸，每日一服，行津润脏，庶得涎行气降，以全前功。若始因实证而噎者，只依滚痰丸法度服之，以效为度。救人极众，更不细述。

妇人失心治法智述略例 *

　　有妇人疑其夫有外好，因病失心狂惑，昼夜言语相续不歇，举家围绕，捉拿不定，因求余治。令服滚痰丸八十丸。即便佯睡，是夜不语，众人皆得休歇。次夜再进一服，前后两次逐下恶物。患人已知羞耻，遂须饮食，起坐皆如常。不五七日能针指，终是为意不快。余虑其复作，阴令一人于其前对傍人曰：可怜某妇人，中暑暴死。患者忻然问曰：你何故得知。说者曰：我见其夫，买棺材去也。患者曰：惭愧，惭愧。由是全痊。余再询其家人曰：患者月水通否？其姑曰：近来月余不进饮食，瘦弱羸劣，恐无□□。余曰：血稍鲜时即来取药。次后来曰：血间鲜红矣。即令服《婚合门》中滋血汤止之。再服本门增损四物汤，半月痊愈，更不举发。

卷之十六

历用得效方

驱疟汤

治一切久新疟疾。此方兀自至元十五年，阿术都元帅南征之时，因患疟疾，百法不效。至于维扬，召官医诊之。余亲识石其姓者，忽为有司驱至帐前，但见虎符已下，官员露刃，守卫元帅卧榻，石公身自谓必死，既而传命曰：元帅久患疟疾，只今便要安可。石公忧畏之极，信手撮成一剂，服之即效。大有赏赉，及出身根脚。后数年，其药仆从余游宦南荒，彼中官吏将校例苦疟，因获此方，随用即效，遂大行于世。复会维扬石公，再请订正。石公曰：尚欠陈皮一味。余从而用之，则鲜效矣。后悟其相戏，但依前法四味为的，至今四十年矣。

常山　草果煨　知母去毛　贝母去心

以上等份，每服四钱，虚弱老人小儿，只须三钱。酒一盏，略煎八分，不可过熟，熟则不效。发日天明后，去滓热服。滓以酒浸，至将发前，再煎热服，奇效如神，不能备述。

尝有妇人，每日午后发热，众医百计循经用药，日久愈重。

余道此四味令服，医士莫肯听从。余曰：此纯热疟疾，平日治之，如探囊取物耳。勉其服之，即差。但人恶其酒气。余家亲戚老幼，才有疟疾，俱能服之，元无恶味。余因用酒先煮过常山，晒干入药，只令患人水煎服亦妙。不可例为常山为吐药而不用，万万无一人曾吐者。盖疟者，痰疾也。常山专能治痰，有微吐者，乃痰药相敌而然。亦有自然吐者，世俗命曰醉疟，岂常山之使然乎？

通神丸出余家筐①中秘实②方

治一切疟疾神效。每常济人，四时不缺。服者除生冷鱼腥油腻黏滑外，于药百无所忌。余平生收方，疟药最多，但犯砒硇恶性相反避忌者，并绝而不用。唯此二方，济人绝妙。

树上自死干桃子二七③个为末　黑豆末一两　巴豆七枚去皮细研入药

上一处，用新汲水为丸，如梧桐子大，朱砂为衣。患者发日，天初明时面东念药王药上菩萨，新汲井华水吞下一丸，立效。每日发者连服两日。小儿服者，别丸大小不等者量与之。

金黄散

治尿血出策中秘宝方，神效。

槐花拣净炒　川郁金湿纸裹煨熟，各一两

上为细末，每服二钱，煎淡豉汤调下，无时，立效。

桃仁法

一④治炎瘴气服。

①　"筐"当为"簏"，后文见之。
②　"实"当为"宝"，后文见之。
③　"七"疑为"十"。
④　"一"疑为衍文。

好新桃仁_{二升去尖}　好阿魏_{二两}

上用老酒一斗同煮，酒尽焙干，于绢袋内盛，如如炎癉之地，即每日空心烂嚼七枚，酒下，大妙。

治蛇虎病狗毒虫所伤_{出箧中秘宝方}。

白矾一味溶汁

先看患处大小，用纸捻作圈，水湿过，围在疮外，令着实，留中间损处，略糁雄黄末了，即用纸，矾汁倾纸圈中疮口上片时，追出毒气黄水，其上尚有红线纹缕，亦即收尽。如大段恶物所伤者，随即用绳紧扎定疮后，毋令入腹，然后用之，仓卒无雄黄亦可。此法济人颇多。

通关散

治一切口眼㖞斜_{出箧中秘宝方}。

川乌头_{生用半两}　青头矾^①_{半两}

上二味，为细末，每服一字，入苇管吹入鼻内，出涕吐涎，立效。须令患人噙水满口，闵住^②鼻息。庶得药不落患人之口，亦不逆于吹药人口也。神效无比。

愈风散_{出箧中秘宝方}

治一切大风恶疾，除鼻梁塌者不治，其余久新见患，服之无不愈者。

淡豆豉_{为末}　真水银轻粉　枳壳末

上三味，各抄小钱上二钱，五更初，煎糯米饮调下，至早饭下，稍觉困倦，欲睡不睡意思，乃药力搜风故也。逐下恶物后，次服丸子药。

---

① "头"字疑衍。

② "闵"当为"闭"。

鹤虱丸出^①箧中秘宝方

治大风^②，不拘岁月，唯以效为度。

鹤虱二两微炒须自采者为良。盖此草与豨莶草相似，即地菘花别名也 豨莶草对节生叶，而地菘生叶则不对节也。 防风去钗一两 地榆半两 麻黄去节半两 雄黄透明者半两别研 天麻半两

上为细末，以醋糊为丸，如梧桐子大，每服三十五丸。温酒下三服，忌鸡猪鱼蒜，黏滑油腻，烧炙煎煿，胡椒热物，房事财气，能如苦行三年者，十治八九，不然，则虽效亦成中辍。余平日素济人颇多，唯田夫野叟，百无一有，恨病爱身者，一一奏功。其余稍加纵逸者，未甚全瘥。患者宜自珍惜。

大戟丸出箧中秘宝方，妇人有孕勿服。

治一切水气疾盅，癥瘕食积。

大戟红芽者半两 巴豆一百个去皮，水三升煮干，去心膜，出油 芫花拣净一两 甘遂 干姜 真陈皮去白 硇砂 姜黄 肉桂去皮，以上各等份

上为细末，于小铛内慢火炒令极热，不可焦。炼蜜为丸，如梧桐子大。常服生姜汤下一丸。如欲取转，量脏腑虚实，加至七五丸。兼治妇人诸般血气。余累用奏功，虽积年之疾，亦遂平复。但当忌甘草汤药为稳便。

治一切气肿，大人小儿遍身上下肾囊虚浮出《千金方》。

巴豆一百余粒，布包紧扎，略槌破壳，水五碗，煎至三大碗。

上件候通手不冷不热，用旧绵布浸于药汤中，令患人于无风寒处，去上下衣裤，裸体坐卧，取前药汤中布，略搅去水，带湿于一身肿处揩拭，不拘遍次三五次。切不可犯上下孔窍并

---

① "出"原本作"洽"，据文义改。

② "治大风"原本作"治法如前"，据目录改。

疮疥皮破处，其肿即渐消减。累用神效。甚者再服后药。

桃溪方气宝丸

治腰胁俱病，如抱一瓮，肌肤坚硬，按之如鼓，两脚肿满，曲膝仰卧，不能屈伸，自头至膻中，瘦瘠露骨，中脘寒溢，四肢无力，饮食无味，气积食积，或通身浮肿，并皆治之。有孕妇人勿服。

黑牵牛_{头末二两} 大黄_{一两半} 槟榔 青皮_{去白，各一两} 川芎 当归 真陈皮 茴香_{微炒} 南木香_{各半两}

上为细末，熬皂角膏搜丸，如桐子大，每服五七十丸。如前方不效，病实者加至一百丸。生姜灯心汤下，取泻方效，不拘日数，泻三五行，见水为妙。未则再加数丸。如不忍泻者，不可治也。一切气血凝滞，风毒炽[1]盛，或脚气走注作肿疼痛，大便秘涩，或脚气入腹，心胸满闷，寒热往来，状类伤寒，并宜服。

《局方》小七香丸

治大人小儿停滞面食之毒，或因疮疥遍身浮肿。

并用陈夏萝卜子，拣净炒熟，与药对停一处，细嚼一贴，小儿量与。服毕，呷白汤一两口。未效，连日服之。大便秘者，兼服《局方》青木香丸，取利为度。

神效五食汤丸_{出野夫多效方}

治水皷疾，遍身肿满，按之如泥，兼积愧[2]年深，癥癖。服此药，并不食甘草。

大戟_{去皮半两} 猪牙皂角_{去皮半[3]两生用} 甘遂_{生秤半两} 芫

---

① "炽"原本作"识"，据文义改。

② "愧"疑为"块"。

③ "半"原本似"土"，不清，疑为"半"字。

花好酒浸一宿控出炒黄色一两　　**胡椒**　**巴豆**去皮心膜醋煎三十沸，半两，出油

上件除巴豆先研外，并为细末，入巴豆霜再同研匀。用水黏丸，如绿豆大。每服五七丸至十丸。夜卧时，水一盏，入白米、白面、黑豆、生菜、猪肉各少许，煎至半盏，去滓，温送药。取去病根止服。未效者，加丸数。肿大段喘急者，须是泻去恶水方效。忌油腻鱼腥黏滑。妇人有胎不可服。水肿泄泻不止，小便不利者，谓之洪水横流，不可用之。别用后药。

葶苈木香散出《宣明论》

治湿热内外郁甚，水肿胀满，小便赤涩，大便滑泄。

葶苈　**赤茯苓**去皮　**猪苓**去皮　**白术**去芦　**肉桂**各一分　**木香**五分　**泽泻**　**川木通**去节　**甘草**各半两　**滑石**香腻细白者研细水飞三两

上为细末，每服三钱，白汤调下服。小便不多，大便仍泻者难治，常用有效。

朝贵秘授神效①紫金丸

治诸般寒湿冷痹，筋骨疼痛。

紫金皮卷个外内如紫铁色者头末，半斤　**光浮草乌**去皮尖，三两末　**木鳖子**用肉三两细切米醋浸透研如泥

上件用木鳖子膏搜和前二味，以醋糊丸，如桐子大。臂痛临卧服。腿痛夜深腹空服。每服三四十丸，加至五十丸，煎木瓜酒冷送下，服后忌食热物。此方余少年时在湖广省得之。得此方者，连余才三五人。世间未审知否，神效无比。

---

① "效"原本作"妙"，据目录改。

控睾证茴香练实丸出《宣明论》

治小肠病结于腰上而不痛，冲心肺邪所系，兼一切寒热疝气所作，累用神效。种种异方，无出其右者。

茴香拣净炒　川楝子去皮核麸炒　吴茱萸去仁　马蔺花去蒂梗醋炒　真陈皮去白，各一两　芫花醋炒半两

上为末，醋糊丸如桐子大，每服二十丸，未效加至三五十丸，空心食前盐酒、盐汤任下。须一日前后不可食甘草物。

世俗才闻小肠气，便令服蟠葱散之类，殊不知非止寒气为病，但是风寒暑湿中七情逆意事，饮食压下肾经，皆能为此病。若外肾不肿痛，只觉腰痛连腹，名曰内疝。正宜服之。大抵此疾纵有神药，不过起疾而已，欲去病根者，未之见也。

尝有病者，发则痛阵内攻，响声百异，上吐黄汁，泻血片数升，其势方退，亦用前药奏功。

又有一证，阴痛不已，渐渐日久，津液不行，大便秘结，数日不通，遍身块大小不等，四肢如厥，疼痛不敢转侧，六脉洪大实数，饮食不进。余用十四卷内滚痰丸一百丸，熟水送下，津行气顺，大便即通。再进一服，三日履地。

治外肾肿大三法 *

如外肾疼痛，烦热引饮，小便不利者，用五等散，加灯心二十茎，川木通同煎服。下部畏冷者，仍用炒盐一包，更换隔衣温存外肾，消息服饵之宜。唯外肾肿大，痛与不痛，并难除治。今选《肘后》二方。

治外肾肿大日长，或疼不疼方出抱朴子《肘后方》。

皂荚刺一百个　糯米粉水调为大饼一个径如碗口厚寸许

上二味，俟赛社日，各人付与一刺毕，息人手持粉饼，逐一于社人前取刺。社人问曰：簺甚？患人曰：簺魁。如是遍求取，一一问答。以其刺逐一插在饼上，收归安顿闲空处，候饼干时，其肿亦消。如一社无百人者，须托人方便，计会两三社人，预浼其还刺时问曰"簺甚"一句。

又方　取蔓菁菜根，切碎擂烂，敷肿处。以效为度。如无蔓菁菜根，新杏仁亦可用。

麒麟竭膏出诸名方。余选精料品味足成，一经用四十年，神效无比，治证如后。

当归　木鳖子仁　知母　五倍子　细辛　白芷各半两　槐条柳条各二十七根长一寸许

上件除槐柳条外，并切碎，同作一处。

好血竭三钱　真轻粉二钱　滴乳香五钱　没药五钱　好雄黄四钱　当门子二钱

上件各研细，和作一处。

松香拣净者为末十两　沥青为末，二两

上件二味，作一处。

真香油三两，同前八味入锅，于文武火上，三上三落，不住手用槐条二茎，搅令焦色，即用绵滤去滓。再将油入锅，先入松香、沥青末，不住手搅，如欲滚沸溢出，即取下火搅，约一茶顷，滴少许入水，以手丸之，不软不硬，即取下火，将次六味，徐徐而下，急搅令极匀，凝则再上火，勿令再沸，遂倾入大盆水中，半日后以抟之，渐渐软和，揉翻复如金系之状，再入水浸之。有暇再揉扯，春夏频换水。如急用亦浸一二宿，如浸多日愈妙。每以大竹管随意大小，高一二寸，填药令满而平，两面按油纸在上。于紧火上急手揭下一面，再上纸复烘，次一面仍揭下，厚则再用纸，过为二个。如欲展火，即印四五个于大纸上，奏成一片贴用。

治一切痈疽，并发毒疮，各依常法烘开，候冷贴之。生者即散，熟者即穿，逐败生肌，首尾皆可。

一切疔肿结核，并贴患处。

一切臁疮，先用姜汁、白矾入汤，用鹅翎洗净，以牛蒡子叶或金刚藤叶，贴疮半日，取尽恶水，然后贴上膏药，克日安痊。

除小儿奶疳外，一切干湿白秃头疮，剃去发。用香油摊薄煎饼一个，裹着头上一饭顷，即用大膏药，去饼满头贴之，一二次换药即效。

一切臀股黄湿痒痛等疮，并洗净挹干贴患处。

一切打扑伤损，脞肭气刺等病，并贴患处。

头疼，贴两太阳。

赤眼，贴眼胞鱼尾际。

暴伤风冷嗽，贴脊心。

牙疼，刮药塞牙缝。面肿者更贴面。

小儿疳痢等病，用湿手丸如绿豆大，米饮送下三二十丸。

一切风寒湿痹，臂病贴臂，腿痛贴腿。且如腿痛，贴痛处半日许，未效，即以热汤，露脚指在外，从痛处淋洗至下，仍以旧布帛蘸汤，连布放于膏药蒸之令热，又用磁瓦刮脚甲指，令其透快，不可太甚。则其痛渐移下骨节间，然后如法贴之，逐节可去上面一个，俟其痛赶至脚腕，又贴脚心，仍剪去脚指甲，自然痊可。

尝有妇人，因湿气腿肿至腰胯，大着连将油纸满胯贴之，用前法赶下，又贴脚心数日间，脚心膏药下发一泡，出黄胶水数日，至老不发。

臂痛亦如此法。大抵膏药大如患处，方能敌病。小而不着肉，安可望效也。贴痛处好肉上，即用带热贴，贴疮即可不热贴也。随意举用，无不作效。余壮年常随身不缺，虽道路遇病人，即便与人治之，奇效不能备述。

余少年时，尝从士大夫游洛间，每闻诸公叹其不遇。一人善治背疮者，其说神异，余察其人，见为吾仆，及归叩之，则唯唯然。一日自言某师遇仙，得传此草，虽六月间以手探之，亦如冰雪。忽日同一方士，来投余之别墅，托宿数日，忽自咄咄而叹曰：门前幸有此仙草，遂郑重付祝于余。余叹而诸之曰：此即射干也。方士曰：某昔货药淮西，适值官司拿医出征，遂窜入八百里山场内，遇一老妪，年一二百岁，自谓金亡避兵来此，厄完颜氏医妪也。传以此草并寿星散，专治恶疮，救人无数。

地扁竹散即射干也，乃今原花园中之物，叶如良姜，根如竹鞭，其色切开如金之状。

射干为末

上一味，每用小钱抄末三字许，温酒调服。病在上即微吐，在下即微泻。余用济人，其功如神。仍用前膏药收敛疮口。

寿星散

专治恶疮，痛不可当者，糁之。不痛糁之即知痛。

大南星一味为末

上一味，如背疮大痛者，遍糁于上，即得安卧。不知痛者，糁之至于知痛，即可治也。

尝有少年为大家仆，忽暴客至，被其叉中胂间，一股中臂，一股胁之上，外科敷贴即痂。但患人昼夜发热，坐喘不能偃息，

泰定养生主论 卷之十六

159

疮口痛极。求救于余，试观之，疮痕如棋子大，常如牛鼻湿润无窍。因用寿星散糁之，则脓血迸然而出，微微咳声，即便迸出，色如丹粉，与血片相杂。即用布袋[①]盛米一石，枕其腰胯，颠倒于床。已可倒头矣。如是一日，次出白脓，又其次出清脓黄水，数日其喘即平。遗热不已，遂服小柴胡汤，数日方瘥。此因被伤透内，血倒流入膜外，一至于斯也。凡治病者，不可固执一端而误人也。

宋理宗长生小金丹

治一切病后食不复[②]常及诸虚百损，并常人脾败，或脾实不思饮食，立效。

沉香二两末，不见火 　南木香二两末，不见火 　练实去皮核，四两 　舶茴拣净，四两 　补骨脂四两 　粉草半斤 　川续断四两，盐炒微黄去盐 　上等江茶半斤

上件为末和匀，酒糊为丸，如桐子大，不拘时，酒下三十丸。

九似丸

治伏暑暍变生诸证，头疼壮热似伤寒，寒热往来似疟疾，翻胃吐食似膈气，大便下血似肠风，小便不利似淋沥，饮水无度似消渴，四肢困倦似虚劳，眼睛黄赤似酒疸，遍身黄肿似食黄。

舶上魂子硫黄 　滑石 　玄精石 　甘草炙 　石膏煅，江水浸一宿 　白矾 　盆硝各半两 　寒食面一两

上为细末，滴水丸如弹子大。每服一丸，用熟水一呷许，浸透其药，然后入姜汁、蜜各少许，先嚼芝麻一捻，咽下无时。

---

① “袋”原本作“装”，据文义改。
② “复”原本作“服”，据文义改。

驱邪散衡州欧大丞方

治天行伤寒坏证，及诸不正之气。不问阴阳二证，头疼恶心喘急，身体酸痛，烦渴咽干，并皆治之。

陈皮　紫苏　升麻　干葛　赤芍药　菖蒲　苍术　厚朴半夏　香附子　藿香　大黄　黄芩　川芎　山栀子　甘草　枳壳　香白芷

上件各依法修事，等份吱咀，姜葱煎服，不拘时。

古今明训二道

中行寅罪大祝 出《新序》

昔者中行寅将亡，乃召其大祝而欲加罪焉。曰：子为我祝，牺牲不肥泽耶？且斋戒不敬耶？使吾国亡，何也？祝简对曰：昔者，吾先君中行穆子，皮车十乘，不忧其薄也，忧德义之不足也。今主君有革车百乘，不忧德义之薄也，唯患车不足也。夫舟车饰，则赋敛厚，赋敛厚则民怨谤诅矣。且君苟以为祝有益子国乎？则诅亦将为损世亡矣。一人祝之，一国诅之，一祝不胜万诅，国亡不亦宜乎！祝其何罪。中行子乃惭。

夫中行子身为国君，而不能使大祝福其无道，而况于庶姓乎。昔武丁之时，亳有桑谷，拱生于朝，史占之曰：野草生朝，殷其亡乎？武丁恐惧，侧身修德，桑谷自枯，八纮之内，重译而来，殷道中兴。帝辛之时，有雀生鸢于城之隅，史占之曰：以小生大，国家必王。帝辛骄暴，遂亡殷国，大抵妖祥之象，祸福由人。人之平生，不论贵贱，婚嫁筵宴，宁免烹割，积日累岁，或命逢恶耀，身犯灾危，则当谢过禳愆，岂宜再伤物命。胎卵之情，爱生恶死，与我一也。我生他死，是诚何心哉。倘人以人而贱畜，则天亦以天而贱人，暴殄天物，祭之谁享？皇天无私，唯德是辅。但能反躬，则庆有余矣！张丞相《护法论》云：鬼神得佛经圣号，则脱血食幽冥鬼趣，未能免俗者，请事斯语，不亦宜乎！

毗陵石刻刘漫塘先生尊天敬神文

盖闻非其鬼而祭之，圣门所戒。假于神以疑众，王制必诛。敢述愚情，少裨明见。自有太极，已肇一元。既分三才而为三，乃播五行而为五。岁月欲其无易，定为三百六旬。寒暑难于骤更，次为七十二候。一言以蔽，大德曰生。其在人也，或寒暑所侵，或饱暖太过，或起居之无节，或喜怒之失中，或醉而风乘，或虚而邪入，乃成病疠，各以源流气相熏蒸，人易传染，所以不能免者，亦由有以召之。倘于感受之初，澄清厥念，择医必审，用药必精，幼小则乳哺者以时，长上则侍奉者惟谨。意之所恶，勿置其侧。口之所嗜，必度其宜。又同居之人，各敬其事，勿相戏嫚，勿致惊呼。身虽忙而涤濯洒扫不异平居，心虽忧而衣服饮食不惩常度。如此则真气还而何恙不已，内志正而何邪可干①。乃不反之中，第求诸外。理俗相扇，淫祀繁兴。其一日祭瘟，所在市廛皆有庙貌，或肖虎兕，或像虺地蛇，或手足妄加，或眉目倒置。夫物各从其类，而人必拟于伦，岂天地造化之工，作魑魅魍魉之状。况至贪者皂吏，有不取之赃。至贱者乞人，有不屑之食。曾谓块圠钧播，而乃饕餮盘餐。理固甚明，人可自晓。至于用医药以救表里，亦须托杯珓②以决从违。致取短舍长，或当汗反下，去生已远，就死固当。所掷枯节朽根，何

---

① "干"原本为"千"，据文义改。

② "杯"原本作"环"，据文义改。

异长挺利刃。其次斋圣，又其次乐神，昼夜留连，男女混杂，彼冥顽之童，附而为鬼，鬼固不灵。腥臊之巫，降而为神，神亦可耻。妄言祸福，以约昏愚。牲十余，只供一夕之须。香数套，谨充一爇之用，其他诱取，不使闻知，固有妇欺其夫，子隐其父，厥费无艺，岂实有余。或典质而一缕无遗，或假贷而倍蓰计息，以致资产破荡，老稚流移，深原其情，有甚于盗。又病者欲疗而禁其服饵，老者须肉而绝其肥甘。投以符水，不问证之阴阳。聒以鼓乐，不惜体之烦躁。使生者不得尽其力，死者无所伸其冤。揆以刑书，合坐固杀。甚至奸欲迟而杜绝来往之亲识，言不验而委其祸祟于先亡。使和顺之俗变为乖离，孝思之心更为怨詈，则诬蔑天理，坏乱人伦，其恶之盈，非赦所及。顾无士师之权以执有罪，又无先圣之道以正群心，徒抱拳拳，未免谍谍。倘能崇德辩惑，曾不以人废言，庶刷神羞，不累其聪明正直，且廖人瘝，同底于富寿安宁。

余少年时，尝过毗陵之东郊，因访故人，适值其病，遂见乐神诸巫，旋舞作茶商水客之鬼，唱幽幽魍魉之歌，彼相夸尚其能晓，则为旱划船绕村喧哗。家人良贱，俱往观之，遂委病人在床中间，猥亵难名，甚至幸灾之人，阴托巫鬼，许以太牢，以为讼端。不一二年间，举丧连讼，家道一空。

后二十余年，偶得此文于姑苏，披玩之余，颇合平日之论。文所谓庙貌者怪象，有自来矣。此乃五气乖戾之义，是必巫祝状为疠鬼之形，如历法之丧门吊客之类是也。聊为市民归向之所，初无大费。斋圣亦可以清净家庭，符水或以为煎药之用。民情好衒，聊表殷勤。所云妄言祸福，杜绝亲识，遗怨先亡，冒禁烹宰，胁诱破家，余实见之，如文所论，义不为过。人能以此鞭心，勿堕其术，则可谓智矣。

人之有病，未免贻忧于亲旧间，故有保扶之举，中元则偿愿。以病之时，尚有劳复致伤之患，况江南浙右之风，正脱灾救死之不暇，而烹庖赛福者，争先倒屦迎宾，飞觞列馔，因循祸福之机。大抵邀神侫鬼，许愿违盟，巫祝岂知，卜筮降附扶鸾，动辄上卦。况有仆厮市媪走卒之徒，乘急撰造妖言，以伪乱真，欺诳士夫凡愚，忧患厥识既昏，孰能不信。此以养生则大谬不可胜论。往往妖怪不能自兴，必也凭托小人与之贯穿。人之有病，始于不谨摄养，终于惑信妄为，是故夭横者众。如其病势危变，巫医技穷，大化将往者，当忍苦含悲，听其委蜕。然后举事，庶免使其牵缠。喻如将睡而有未了之念，尚能颠倒梦想于辗转反侧，而况于死别乎！此余惯涉忧患，久玩异书，深悉其理，贤者甚勿恶闻。试举一端为率。

曩在江东见一老叟，平生洁雅，言行端方。虽为市井之民，实通古今文典，耆儒伟士，莫不加敬。年将九旬，视听不衰。一日微恙就枕，家人不在，既而忽见老叟坐逝于床。子孙号呼，以硬物斡其口，久之张目四顾，再三叹曰：可惜，可惜，吾正在杳然白光之中，逍遥长往，忽为群鸦乱啄吾口，不胜其痛而醒。遂使家人观其所伤，复卧病数日，昏沉而卒。哀哉！子孙不忍其死，而使其受禽啄之难于冥冥之中，则孰若生吾顺事殁吾宁也。昔者孔子畏于匡，颜渊后至。子曰：吾以汝为死矣。曰：子在，回何敢死。此生不苟生者也。曾子有疾，召门弟子曰：启予足，启予手。《诗》云：如临深渊，如履薄冰。此死不苟死者也。关尹子曰：圣人不能使冬莲春菊，贫富寿夭，与人同而不同，其苟且侥幸之惑也。生而得其所，死而得其所，则养生之道毕矣。

自省一篇 *

原术

原夫玄黄之道，在天曰理，在人曰性，在知曰心。心之所在之谓志，志之所从之谓术，术为心之习气也。故曰：学术。然后有士农工商之趋向，游世名家之事业，于是情动欲萌。曰邪曰正，周知万事，则心为谋主，故曰心术。心之为义，有末有本。故性为心之本，心为性之末，本为道之体，末为道之用，用动体不动，末流本不流。

心术者，天下之作务也，不可一日无，百姓日用而不知。古者万汇群居而不类，是故孔子继述尧舜之道，下学而上达。上为本，下为末。性为天道，不可得而形容，则觉之以孝弟，示之以礼乐。是道也，以纲常为本，六艺为末，慨叹玉帛钟鼓之炽盛，羽毛旌旗之播偕攘。故老氏有强名之言，后仁义，先道德，自本至末，而致虚静，法自然，示人寿夭之身，而有长生不死之性。是道也，以无为为本，有为为末，及乎星冠霞服之高尚，泥形执象之妄为。故释氏以死生为幻化，恒河沙数诸佛如空中花，乱起乱灭。是道也，以真空妙有为本，万行庄严为末。三者之道，本末互施，如水火之相济，而燥湿无偏也，然后各务所从，而不失心性之体用。无乃学者涉文离义，忘本逐末，卒为人我是非之谈柄，而流之远矣。且三者之末，至粗者事，各务所从，而亦有本末焉。日用大小紧慢之事，以公为本，以私为末。以紧为本，以慢为末。有官守则以职事为本，宠辱为末。冠婚以人伦为本，丑妍为末。丧祭以哀敬为本，丰俭为末。给身以饥寒为本，贫富为末。饮食以食气为本，腥膻为末。寒温以布帛为本，绫绉为末。九流、百工、伎业，各以精艺为本，得失为末。宠辱、哀乐、祸福，一以委顺为本，侥幸为末。至如谈笑滑稽俳优，亦以讥谏为本，戏谑为末。盖忠于事者，谓之尽心。尽心然后知性，知性则学之至也，倘能于百尺竿头，更进一步，则证大人之境界，故非笔舌之可及也，在欲罢而不能者自知之。是故善养生者，持本运末而精神不竭。不善养生者，汲汲于末，穿凿人我破碎□□忍赧含羞，无所不至。大哉心也，而化为蟟虹尸鬼之躬，仆之怨府之身意耳目口鼻，为神之漏窦，作寇贼之□，衢生之患难，百苦攒心，死之轮回，万般恶趣，百骸委于上坏，魂识累于幽冥。言至于此，则呜呼哈嘻，未足以尽太息。而昧者方谓有得于机谋意智，殊不知智水能流不能平，意土能信不能诚，机谋能纬不能经。

古人云：聋者善视，瞽者善听。余兼聋瞽之愚，而获视听之专，泛溢之辞，得不取笑于聪明者乎！是则弄聪明者，不笑不足以为养生之道。有志于斯者，日加玩味，则于吉凶悔吝之间，生老病死之际，卓然有大树立矣。于是乎忌口耳之才，统博约之要，躬行既久，则心广体胖，日有自得之新，而无矜伐之傲。返思前日，则如藤蔓之于荆棘，童蒙之于对偶，画工之畏像，稚子之弄影，如赈如市，若土蒺藜，若杂食儿，若飘舟之触岸，以醉讽醉，以狂止狂，寐言窥听，骑牛觅牛。可谓日暮途远，无不倒行。

　　盖闻轮扁斫轮，父子不传之妙，非其不传也，传之则亦不过语言文字而已，其妙则在人心领意会于文字语言之间，以变化气质。迨夫矩画规圆，则不期然而所以然也。关尹子曰：众师贤，贤师圣，圣师万物。师蜂作衙，师蚁作阵，师蜘蛛作网罟。故自伏羲仰视俯察而画八卦，则万物之情得矣。其次师鸟迹蝌蚪云龙鱼藻之形，则篆榴文章成，而百氏之道作也。甚矣，夫仁义之书，能好恶，而党好恶者害之。道德之书，损嗜欲，而益嗜欲者害之。空寂之书，明因果，而昧因果者害之。药石之书，夺造化，而悖造化者害之。巫祝之书，交鬼神，而诬鬼神者害之。是以天人迭驭，本末背驰。譬之口之于味也，舍羊糁之克肥，而悦鲙炙之爽脆。故嗜燔骨者，焦唇烂舌不以为痛，昏昏之情相袭成世。甚之有头童齿豁者，则亦不过如此而已。欲望其提契后昆，不亦难乎！悲夫，安得被褐之士，吾以为师事哉！

跋

上《泰定养生主论》一编，予得之藩参东皋冒公。旧本但称洞虚子，称中阳，竟不知作者名氏。比读匏庵吴先生集，始知为元之吴人王均章之书也。其略云：均章名珪，自号中阳老人，生元盛时。年未四十，弃官归隐虞山之下，慕丹术，尤邃于医，年余九十而卒。又谓见吴思庵跋。及考之《元史》无其传。敏德吴公《思庵集》无其跋。盖薄荣愿，慕高蹈之流，而国史家集，偶遗之也。所著之书，凡数种，此特其一。且长于绘事，钱氏所藏虞山图，乃其手写。隐居所有柴关丹灶药栏之属，亦以吴诗而知耳。东皋公雅好医术而笃于奉亲，间尝以是编及予，知予有老母也。兹欲刻梓以传，又将推及予之心以及于人人。养生君子，时一阅焉。当不待藏刀牧羊之悟，其亦思过半矣夫。

正德辛未[①]夏六月初吉，进士建安杨易谨跋

---

① 正德辛未：明正德六年，公元 1511 年。

书《泰定养生主论》后

予少时多病，邑有世医曹氏，讳永寿，字伯龄者，为族祖姑之子。每从之请益，间示此书，问所自，曰：第阅之，果有益，他日必当寿诸梓以传，予心爱之不能舍，辄令门下士录誉，珍袭出入与俱。叨第后，滥厕京官，屡欲托同年为郡邑者就刻而未果。然顾其中鱼豕相仍，多未决择，则以待其人也。间尝质之大宗伯枕肱童先生，都宪节斋王先生，皆谓此书当传，惜①无暇考误耳。比予拜命来参闽议，偶以公寓浙，闻开化有儒医徐氏讳繁者，老矣不能致，爰具礼缄书，因乃侄锦衣君瑾，请为校之，既又申之以序。予归分守建中，则有吏部进士杨君乾叔先是得请终养于家，予属之曰：子不可不知，此幸卒成之。乾叔与乃兄陶园先生恒叔，参互搜讨，隐括数月，令人缮写。成书甚美，予忽复得代归忆徐锦衣言，福痒有谢生廷最，为都宪约庵先生季子，雅知医，因重托之。廷最勉为潜心，亦数月而归曰：庶矣，问有一二未敢予夺，姑请传疑可乎？予未答，则曰：今天下岂无王隐君者，兹为济世之宝，其终不得完复而遂已矣乎？但未有以起之耳，惟先生图之。适予抵庆圣旦趋朝，过建阳，即以俸余授孙令佐曰：为我刻之，佐固有为

---

① "惜"原本作"愔"，据文义改。

者，则请付诸义民刘洪期，再阅月而迄工。又请予一言以谂观者。呜呼！是书果有益于世邪，恶可无传。若无甚益，无传可也。予之觏谰，则谓凡事亲守身者，必不可不知此也。同年东沂陈先生德卿，曩在闽视学，亦尝就正，乃欲予职事之暇，删其繁杂，成一家言，用补寿域。言则大矣，硕予无似，愧弗能也，并以俟博古君子云。

　　　　正德六年辛未夏六月十日戊子东皋冒鸾谨识

索　引

（按笔画排序）